KB141977

남자의
인생은
갱년기에
뒤바뀐다

AU-DELÀ DE 49 ANS VOTRE TICKET EST TOUJOURS VALABLE
By Claude Chauchard, Claude Dalle

Copyright ⓒ 2014 by Claude Chauchard and Claude Dalle
First published in France in 2014 by Thierry Souccar Editions (www.thierrysouccar.com)
All rights reserved.

Korean Translation Copyright ⓒ 2020 by Sam & Parkers Co., Ltd.
This Korean edition is published by arrangement with Thierry Souccar Editions, France through
Milkwood Agency, Korea

한국어판 저작권은 밀크우드 에이전시를 통해
Thierry Souccar Editions 사와의 독점계약으로 ㈜쌤앤파커스에 있습니다.
저작권법에 의해 한국 내에서 보호를 받는 저작물이므로 무단 전재와 복제를 금합니다.

남자의 인생은 갱년기에 뒤바뀐다

클로드 쇼샤르·클로드 달 지음

양진성 옮김 | 이준호 박사·김명신 박사 감수

마음
서재

감수의 글
- 이준호(의학박사·가정의학과 전문의·더 클리닉 청담 대표원장)

당신은 충분히
다시 젊어질 수 있습니다

"남성도 늙고, 갱년기를 겪습니다."

여성은 호르몬이 급격한 변화를 일으키는 폐경이라는 시기가 있는 데 반해, 남성은 호르몬 변화가 급작스럽게 일어나는 시기는 없지만 나이가 들어감에 따라 혈중 테스토스테론 수치가 서서히 감소하는 양상을 보입니다. 남성 갱년기는 근력 및 골밀도 감소, 우울감이나 수동적 태도, 노화에 따라 경험하게 되는 성욕 감퇴, 활력 저하와 발기력 감소, 빈혈 등의 전형적인 증상들과 혈청 테스토스테론 결핍을 동반하는 임상적·생화학적 증후군이라고 정의합니다.

남성 갱년기 증상은 크게 정신적·육체적·성(性)적인 영역에 영향을 미칩니다. 앞서 밝힌 증상들 외에도 내장지방 증가, 체모 감소 및 피부 변화, 인지 기능과 지적 능력의 저하, 공간지각력 감퇴, 피로, 성급함을 수반하는 기분 변화, 특별한 원인 없이 불안하고 초조한 정서장애, 수면장애, 인생의 절정을 지나 바닥을 치고 있는 기분과 무력감 등이 나타날 수 있습니다. 이 외에도 인슐린 저항성의 증가로 인한 당뇨, 골밀도 감소로 인한 골절 및 골다공증, 동맥경화 및 혈관계의 약화를 초래합니다. 최근에는 대사증후군 역시 남성호르몬 감소와 연관이 있다고 밝혀졌습니다.

일반적으로 남성호르몬을 보충해주면 갱년기 증상이 호전될 수 있습니다. 그러나 이러한 치료는 풍부한 경험을 지닌 노화예방 의학 전문의에게 철저한 사전검사와 진료를 받고 이루어져야 합니다. 치료는 진료 후, 환자의 동의하에 시행돼야만 합니다. 호르몬 보충요법으로 성욕과 성기능은 3~6개월 내에 효과가 나타납니다. 피로감과 무력감 등 전신 증상 및 우울 증상도 함께 호전됩니다. 골밀도와 근력 증가, 심혈관계 기능 향상을 위해서는 6개월에서 1년 이상 보충이 필요하기도 합니다. 남성호르몬 보충요법의 대표적인 부작용은 잠복 전립선암의 악화, 간독성, 적혈구 증가증, 수면 무호흡증 등이 있습니다. 따라서 부작용을 최대한 막고 치료의 안전성을 확보하기 위해 전문의의 엄격한 추적 관찰하에 장기간에 걸쳐서 치료를 받아야 합니다.

진료실에서 남성 갱년기를 겪고 있는 환자들을 만날 때마다 공통적으로 듣는 어려움과 안타까움이 있습니다. 당연히 성기능 관련 증상에 국한된 것만은 아닙니다. "젊었을 땐 1~2시간만 운동해도 근육이 붙고 근력이 올라오는 게 느껴졌는데, 이제는 그 이상을 운동해도 그러하지 못한 것 같아 무력감이 느껴진다." "별것 아닌 일에 쉽게 짜증날 때가 있다." "집중력이 예전만 못하다." 등등. 그렇습니다. 성인형 성장 호르몬 결핍과 동시에 비타민D 결핍 등을 시사하는 소견입니다. 남성 갱년기가 단순히 남성호르몬의 결핍이라는 하나의 원인에서 출발하지 않을 수도 있다는 의학적 반증인 것입니다. 따라서 남성 갱년기 치료는 단순한 호르몬 보충만이 아닌, 근거 중심적이면서도 통섭적인 접근이 필요합니다.

또한, 2009년 노벨 생리의학상 수상으로 검증된 '텔로미어'의 길이를 측정하여 동년배 대비 잔여 기대수명, 세포의 노화 상태까지 측정하여 개인별 맞춤 치료를 실시해야 합니다. 치료의 전후 결과를 정확한 수치로 검증해줄 수 있는 노화예방 전문가의 적극적인 개입이 필요합니다.

1945년생인 클로드 쇼샤르 박사님은 1993년 대만에 아시아 최초의 노화예방 클리닉을 오픈한 이래 현재까지 정말 놀라울 정도로 정력적인 사회활동을 영위하고 있습니다. 그 이면엔 철저한 자기관리와 함께 꾸준한 맞춤형 노화예방 프로그램으로 남성 갱년기를 스스로 완벽하게 극복한 비결이 자리하고 있습니다.

이 시대의 '남성' 중 한 명으로서, 이 시대의 '남성'들을 위하여, 일반 독자들뿐만 아니라 의대생, 동료 의사들에게까지도 충분히 권장할 만한 본 도서를 감수하게 되어 개인적으로 큰 행운이자 영광이라고 생각합니다. 이 책에 담긴 매우 실질적이고 의학적으로 유용한 정보들은 "어제보다 더 젊고 더 건강한 남성"으로 당당한 내일의 삶을 영위하고자 하는 분들에게 큰 도움이 될 것입니다.

감수의 글
- 김명신(의학박사·재활의학과 전문의·더 클리닉 신라 대표원장)

갱년기는 '쇠퇴'가 아닌 '변화'입니다

감정 기복이 심해지고 체력과 의욕은 줄어드는 남성 갱년기. 하지만 우리나라 남성들은 자신의 변화를 이야기하는 것을 수줍어합니다. 신체를 마음대로 컨트롤할 수 없다는 사실에서 우울감을 크게 느끼지만, 감성이 풍부해지고 체력이 저하되는 것이 자칫 나약한 인상을 줄 수 있다는 생각에서입니다. 이러한 우려와 좌절의 중심에 남성호르몬이 있습니다. 근육과 뇌의 파수꾼 역할을 하는 남성호르몬을 제대로 알고 그 변화에 대처할 수 있다면 오해와 자책에서 벗어나 오히려 갱년기 이전보다 더 건강하고 활기찬 삶을 살 수 있습니다.

이 책은 세계적인 노화예방 클리닉의 수장이자 저의 스승인 내

분비내과 전문의 쇼샤르 박사님이 알려주는 남성의 몸에 관한 내용으로 남성호르몬이 무엇인지, 우리 몸에서 어떤 역할을 하는지 쉽고 명징하게 알려줍니다. 또한 그것이 줄어들었을 때를 위한 대처와 처방까지 담고 있습니다.

2001년 쇼샤르 박사님과 함께 한국에 처음 안티에이징 클리닉을 오픈했을 때 건강 관리를 위해 우리를 찾은 40대 남성들과 기업을 이끄는 70대 CEO, 벤처사업가 들을 쇼샤르 박사님의 노하우와 처방으로 치료했습니다. 현재 60대, 90대가 되신 이분들은 남자가 인생의 후반기를 얼마나 건강하고 활력 넘치게 보낼 수 있는지 훌륭한 표본이 되고 있습니다. 우리나라 경제가 눈부시게 발전하고 한류라는 하나의 문화적 흐름을 창조하며 바이오 과학 분야가 선구적으로 발전할 수 있었던 것은 이분들이 이뤄낸 성과 덕분이라고 생각합니다. 이분들의 건강과 갱년기 이후 지적 경험의 축적, 꺼지지 않는 체력이 바로 그 성과를 만든 것이 아닐까요?

인생의 전환기를 반전의 기회로 삼고 싶은 중년 남성, 언젠가는 맞이하게 될 몸의 변화를 대비하는 청년, 아버지와 남편, 형제, 친구를 제대로 이해하고자 하는 모든 여성에게 이 책을 추천합니다.

주의사항

· 이 책에 실린 정보가 이미 정평을 얻은 견해를 바꿀 수는 없습니다.
· 자가 진단을 하기 전에 먼저 의사의 진단을 받으시기 바랍니다.

왜 남자들은
갱년기를 관리하지 않을까?

45세 남성에게 갱년기를 어떻게 넘길 것이냐고 물어보라. 그는 당황한 표정으로 그게 뭐냐고 반문할 것이다. 이 나이 또래 남성은 대부분 이렇게 대답할 것이다.

"남성 갱년기요? 글쎄요, 잘 모르겠는데요."

클로드 쇼샤르 박사는 1995년에 《남자 대 남자, 40세 이후에도 젊음을 유지하는 법(D'homme à homme, Comment garder la jeunesse après 40 ans)》이라는 책을 출간했다. 그 당시, 자신의 갱년기 문제에 관심을 갖는 남성은 거의 없었다. 설령 있다고 해도 남자들은 그런 문제를 속으로만 생각하지 입 밖으로 잘 꺼내지 않는다. 또 누구에게 그런 이야기를 할까? 1차 진료 의사? 아마도 그는 농담으로 받아

칠지 모른다.

"당연하죠. 당신은 이제 스무 살이 아니니까요!"

그렇다면 노화예방 클리닉 전문의? 당시에는 그런 이름의 클리닉도 없었을뿐더러 그와 같은 분야를 다루는 의사가 거의 없었다.

하지만 지금은 상황이 많이 바뀌었다. 40~60대 남성들의 의식도 변했다. 이제 때가 온 것이다!

여성들은 갱년기 증상을 완화하고 치료하는 방법이나 '나이보다 젊게 보이는' 방법이 있다는 것을 잘 안다. 여성들은 평생 해온 대로 산부인과에서 진료를 받으면 된다. 산부인과에서는 갑작스러운 안면홍조, 식은땀, 두통, 흥분, 성욕 감퇴, 그 밖의 다른 '여성 갱년기'의 불쾌한 증상들을 없애기 위해 대체 치료법을 제안할 것이다.

증상은 다양하지만 기간이 한정된 여성 갱년기와 달리, 남성 갱년기는 성호르몬 분비가 점차 감소하면서 증상도 점진적으로 나타나며, 매우 오랜 기간에 걸쳐 지속된다. 대개 40세 전후에 시작돼 죽을 때까지 계속되기도 한다!

대부분의 남자들이 할아버지가 될 나이에 아버지가 된 찰리 채플린(Charlie Chaplin)이나 이브 몽탕(Yves Montand) 같은 유명인을 한 명쯤은 알고 있을 것이다. 실제로 남성은 노화가 진행될수록 정액의 양이 점차 줄어들긴 해도 정액을 계속 분비하는 한 생식 능력을 유지할 수 있다. 그러므로 90세가 넘었어도 어쨌든 몸에서 정액이 한 방울이라도 나온다면 2세를 생산할 수 있다.

남성호르몬인 테스토스테론의 감소는 적어도 20년에 걸쳐 계속되는데 자신이 갱년기라는 사실을 인식하는 데는 개인별 차이가 크다. 배가 나오고 저녁에 TV 앞에서 잠이 드는 것만 가지고는 위험 신호로 볼 수 없다. 나이가 어느 정도 든 남성들은 이것이 지극히 정상적인 노화현상이라고 생각한다. 또 남성들은 여성들에 비해 외모에 덜 신경 쓰는 경향이 있어서 갱년기 증상을 드러내놓고 이야기하지 않는다.

하지만 남성 갱년기 증상은 매우 다양하고 성욕 문제에만 국한된 것이 아니므로 감춰서는 안 된다. 건강을 유지하면서 멋지게 늙어가고 싶다면 갱년기 증상에 관심을 기울이고 각자 상황에 맞춰 대책을 고민해야 한다.

실제로 요즘에는 여러 가지 자연적인 해결책을 비롯해 확실하고 효과적인 약물과 호르몬 치료법이 나와 있다. 이 방법들은 노화 증상을 해결하는 데에도 효과가 꽤 괜찮다.

남성 갱년기에 대해 사전에서는 어떻게 정의내리고 있을까? 백

과사전에서는 "50세 이상 남성에게서 때때로 관찰되는 문제들 전체"라고 정의한다. 이 정의를 읽은 40대 초반 남성이라면 이렇게 생각할 수도 있다. '갱년기 증상은 10년 뒤에나 나타날 텐데 왜 지금부터 걱정해야 하지?'

40세든 45세든 아직 젊긴 하지만 가능한 한 오래 젊음을 유지할 방법이 있다면 뭐든지 관심을 갖는 게 좋지 않을까?

이 책의 목적은 어떻게 하면 갱년기를 큰 문제없이 넘길 수 있는지 가능한 한 간단명료하게 설명해주는 것이다. 우리는 '남자 대 남자'로서 우리들의 몸에 관해 이야기할 것이다. 조기 노화로 발생하는 증상들, 경각심을 느낄 만한 변화가 무엇인지 주목할 것이다. 그리고 건강을 지키고 노화를 예방하는 방법과 좀 더 오래 성적 활력을 유지하도록 도와주는 새로운 치료법들에 대해서도 알려줄 것이다. 요컨대 좀 더 건강하게 사는 법, 좀 더 오래 사는 법을 담았다고 할 수 있다. 전문의가 직접 설명해주는 것이니 여러분은 위험을 무릅쓸 필요 없이 따라오기만 하면 된다.

차례

감수의 글
• 당신은 충분히 다시 젊어질 수 있습니다 - 이준호 박사 **4**
• 갱년기는 '쇠퇴'가 아닌 '변화'입니다 - 김명신 박사 **8**

서문
• 왜 남자들은 갱년기를 관리하지 않을까? **11**

프롤로그
• 갱년기 관리가 남자의 삶을 확 바꾼다 **21**

1부 남성 갱년기

1장 남성 갱년기란 무엇인가? 31

2장 남성을 남성답게 하는 호르몬 34

테스토스테론 | DHEA | 프레그네놀론

3장 호르몬의 반란 43

전립선 비대 | 기억력 저하 | 비만 | 남성 골다공증 | 성욕 감퇴 | 근육 손실 | 탈모와 피부 노화 | 심혈관계 질환

2부 남성의 건강

1장 잃어버린 20대를 찾아서 71

세포 보호하기 | 동맥 보호하기 | 장 보호하기 | 생식샘 보호하기

2장 1년에 1번은 종합건강검진 78

40대에게 실시하는 검사 | 50대에게 실시하는 검사 | 60대에게 실시하는 검사 | 60대 이상인 경우 | 검진은 얼마나 자주 받아야 할까?

3장 아침에는 삶은 달걀을 먹어라 90

유용한 단백질 | 좋은 지방 | 좋은 탄수화물 | 과일과 채소 | 비타민, 미네랄, 미량 원소 | 음료 | 독성 물질을 피하라

4장 운동이 모든 것을 바꾼다 131

운동하기 | 스트레스

5장 21세기형 호르몬 요법 149

테스토스테론 | DHEA | 프레그네놀론

6장 남자 50세, 사랑으로 산다 167

전립선을 보존하기 위한 7가지 수칙 | 신경전달물질을 최적화하기 위한 좋은 행동 | 몸무게를 줄이기 위한 7가지 수칙

7장 노화예방에 한 획을 그은 프로그램 176

클로드 쇼샤르 박사의 노화예방 프로그램 | 클로드 달 박사의 노화예방 프로그램

3부 남성의 美

1장 정복 가능한 대머리 185

미용 의학으로 얻는 효과 | 도리언 그레이의 시험에 대비하라!

2장 다빈치 로봇, 전립선 비대증부터 암까지 완치하다 195

PSA, 문자 그대로 받아들여선 안 되는 결과 | 전립선암 치료 | 전립선암과 양성 전립선 비대증 예방 치료

3장 말할 수 없었던 남자의 비밀 204

조루의 여러 형태 | 조루 치료제 | 새로운 치료법 | 조루의 심리적 측면

에필로그

• 노화예방 의학 : 죽을 때까지 남자이고 싶은 남자들의 열망 215
• 그 남자의 속사정 222
• Q&A로 알아보는 남성 갱년기 탈출법 238
• 건강기능식품 : 강황부터 미네랄까지 257

참고문헌 282

"삶에 흥미를 갖기 위하여
우리가 얼마나 많은 노력을 해야 했는지
그대는 결코 알지 못하리라.
그러나 삶이 우리의 흥미를 끌게 된 지금
세상만사가 다 그렇듯이 그 흥미는 열광적인 것이 되리라."

— 앙드레 지드, 《지상의 양식》 중에서 —

갱년기 관리가
남자의 삶을 확 바꾼다

당신이 막 40대에 접어들었다면 모든 일이 예전 같지 않을 것이다.

- 발기가 예전 같지 않고 성욕도 감소했으며, 배우자의 기대치에 못 미친다는 느낌이 든다.
- 전보다 더 피곤하고 활력과 기운이 없다.
- 옷이 작아진 느낌이 들고, 특히 예전보다 배가 많이 나왔다.
- 밤에 소변을 보러 여러 번 일어나는데 매번 소변량이 적다.
- 머리숱은 듬성듬성하고 엉덩이는 탄력을 잃었다.
- 힘을 쓸 때 숨이 차고 관절도 자주 삐걱거린다.

- 혈액 검사에서 콜레스테롤, 혈당, 중성지방 수치가 약간 높게 나왔다.

위에서 언급한 모든 항목은 노화의 증거이므로 덜컥 걱정이 될 것이다. 모두들 노화를 막는 방법은 없다고 말할지 모른다.

하지만 그게 아니라면? 활력과 성욕, 탄탄하고 생기 있는 몸을 되찾을 방법이 있다면? 심혈관계 질환, 당뇨, 암, 관절통 등 노화 관련 질병을 예방할 수 있다면? 늙지 않고 나이 먹는 방법이 있다면?

그렇다. 거듭 말하건대 오늘날에는 이 모든 것이 가능하다. 이 책을 다 읽고 나면 여러분은 그렇게 말할 것이다.

우리는 남성건강과 노화예방 전문의로서 지난 25년간 40세 이상 남성들이 시간의 흐름을 늦추고, 노화 증상을 완화하고 활력을 되찾도록 도우며 많은 경험을 쌓았다. 남성에게 노화 신호가 나타나는 것은 호르몬 분비의 감소, 특히 남성에게 중요한 호르몬인 테스토스테론의 분비가 감소하기 때문이다. 테스토스테론은 근육, 뼈, 성기, 뇌, 체모 등 여러 인체 기관에 영향을 미친다. 이 호르몬은 근육의 신진대사뿐 아니라 당과 지방의 신진대사에도 근본적인 역할을 한다. 그 밖에 남성 갱년기 증상에 에스트라디올, DHEA(디히드로에피안드로스테론), 코르티솔, 프레그네놀론 등 다른 호르몬들이 미치는 영향에 대해서도 살펴볼 것이다.

나이가 들면서 호르몬 분비가 감소하면 갖가지 결과를 불러온다. 성욕과 성기능 저하, 전립선 비대, 뼈 기능 약화, 근육 손실, 체중 증가, 탈모, 체력 저하, 쉽게 흥분하거나 우울감과 같은 기분 변화 등 여러 증상이 나타난다. 또한 혈액 검사에서 혈당, 콜레스테롤, 중성지방 수치가 증가하는 등 건강이 악화될 수 있다. 이 기간에 신체 활동까지 부족하면 악순환이 시작된다. 근육의 탄력이 줄고 힘이 약해지며, 피로감은 더 심해지고, 활력이 없으니 운동도 만족스러운 수준까지 하지 못하고, 체중은 늘고…… 그러니까 더 피곤해지고 우울해지며 성욕도 감퇴한다.

또 나이가 들어갈수록 신체는 더 많이 '산화한다'. 다시 말해서 유리기(혹은 자유라디칼)의 공격에 맞서 스스로를 방어하는 능력이 줄어들고, 그런 위험을 이겨내고 신체를 회복하는 재생 시스템은 효율성을 잃어간다. 그렇게 산화가 진행되다 보면 스트레스는 점점 쌓이고 세포의 손상이 일어나 노화가 시작된다. 주름과 반점이 생기는 등 피부가 상한다. 혈관 내벽 세포도 타격을 받으며 이로 인해 혈관이 딱딱하게 굳어간다. 따라서 심혈관계 질환의 위험이 높아지는 결과를 초래한다.

이처럼 노화는 신체 전반에 걸쳐 타격을 주기 때문에 이를 관리할 수 있는 총체적인 프로그램이 필요하다.

우리는 2부에서 남성호르몬인 테스토스테론의 생산을 늘리고 노화 요인을 억제하는 방법을 알아볼 것이다. 또한 인체를 강력하게 보호하기 위해 여러분의 노화가 정확히 어떤 상태까지 진행되었는지 진단하려고 한다. 그런 다음 노화로 가장 큰 타격을 입은 기능이 무엇인지 찾기 위해 어떤 검진을 받아야 하는지 알려줄 것이다. 다음으로는 테스토스테론의 감소를 제한하고 신체 방어 능력을 회복하며, 근육 손실과 탈모를 막고 뼈를 단단하게 만들기 위해 어떤 음식을 먹고 생활방식에는 어떤 변화를 주어야 하는지, 어떤 호르몬 요법을 받아야 하는지 알아본다. 또 만족스러운 성생활과 활력을 되찾고 심혈관계 질환, 당뇨, 암 등 만성질환의 위험을 줄이는 데 어떤 방법이 가장 효과적인지도 살펴볼 것이다.

또한 갱년기의 불쾌한 변화에 대처하기 위해, 특히 전립선을 지키고 신경을 보호하며 몸매를 유지하기 위해 일상적으로 행할 수 있는 '팁'과 전략을 알려준다. 우리도 여러분처럼 남자이며 늙어가고 있기 때문에 개인적으로 행하는 노화예방 프로그램이 있다. 이것도 이 책에서 아낌없이 소개한다.

3부에서는 건강을 지키고 젊음을 되찾을 수 있는 특수 요법에 대해 설명한다. 때로는 성형외과 시술이 활력을 되찾아주는 실질적인 도움이 될 수 있다. 여기서는 여러분이 기대하는 합리적인 수준으로 그 방법을 소개한다. 전립선 이상(비대증이나 암)과 조루 등의 문제가 있는 사람들을 위해 어떤 치료법이 있고, 치료는 어떻게 이루어지는지 알려준다. 이에 더해 환자 5명의 사례를 소개한다. 이 환자들은 이 책에서 우리가 들려준 조언 덕분에 건강과 활기, 만족스러운 성생활을 되찾았다.

마지막 장은 금기시되는 사항들과 여러분이 의사에게 차마 물어볼 수 없었던 모든 질문에 대해 가감 없이 속시원하게 답변하는 데 할애했다.

그러면 본론에 들어가기에 앞서 여러분의 노화가 어느 단계까지 진행되었는지 함께 살펴보자.

당신의 갱년기는 어느 단계에 있을까?

활기와 체력을 유지하면 성생활의 만족도만 올라가는 것은 아니다. 노화가 급속히 진행되지 않게 하려면 급작스러운 체중 증가를 피하고 뼈와 근육을 튼튼하게 하며, 심혈관계와 기억력을 좋은 상태로 유지하도록 노력해야 한다.

당신의 노화가 어느 단계에 이르렀는지 확인해보자. 망설이지 말고 다음 10개의 문항에 답해보라.

	예	아니오
최근 몇 년간 뱃살이 불었나?		
성욕과 발기력이 감소하는 추세인가?		
저녁 식사 후에 곧바로 잠이 드는가?		
아무 이유 없이 자주 화를 내고, 종종 슬픈 감정을 느끼는가?		
지구력이 줄고 근육이 약해졌나?		
밤에 더 자주 소변을 보는가?		
낮 동안 예전보다 활력이 줄어들었나?		
지난 몇 해 동안 가슴이 커졌나?		
머리카락이 점점 많이 빠지는가?		
잠깐씩 얼굴이 창백해지는 때가 있나?		

'예'라고 대답한 문항에 점수를 1점씩 더한다. 이 테스트는 남성 갱년기가 어떤 상태에 이르렀는지 정확히 알아보고 어떤 증상이 가장 불편한지, 치료 절차에 관심이 있는지 파악하기 위한 목적으로 진행한다.

결과

• 3점 이하　　아직 남성 갱년기가 시작되지 않았다. 하지만 40세가

넘었다면 가능한 한 좋은 몸 상태를 유지하도록 노력하고 건강에 관심을 기울여야 한다. 이를 위해서 나이에 맞는 간단한 검사부터 받아볼 필요가 있다(2부 2장 참고). 2부에 나오는 조언을 따라 식습관과 생활방식에 변화를 줘보자(2부 3장 참고).

- 3~5점　남성 갱년기 초기에 속한다. 전문의와 상담하고 검사를 받아보자. 이 책에 나온 조언을 따라 의사에게 해야 할 질문들을 정리하고 노화예방 계획을 구체적으로 세워보자. 책의 내용이 큰 도움이 될 것이다.

- 6점 이상　남성 갱년기가 확실하다. 먼저 종합검진, 특히 심혈관계 검사를 받고 전립선 상태를 진단해봐야 한다. 식생활을 바꾸고 호르몬 치료도 필요하다. 검사와 진단 결과에 따라 알맞은 보충 식품도 섭취한다. 운동도 다시 시작하는 것이 좋다.

생식선 항진증 혹은 생식선 저하증?

노화예방 전문의가 볼 때 호르몬 분비 기능에 따라 다음 3가지 유형의 환자가 존재한다.

- 생식선 정상 가장 흔하고 대표적인 경우다. 이 유형은 호르몬 분비가 정상이며 만족스러운 성생활을 유지하고 있지만 40~50세에 남성 갱년기 증상을 느끼기 시작한다. 대부분의 남성들이 이 경우에 해당한다.

- 생식선 저하증 조기 남성 갱년기라고 부른다. 30세부터(약 10%) 호르몬 부족 현상이 나타나기 시작해 호르몬의 양이 현저하게 줄어든다. 예전에 비해 발기 강도가 약하며 성생활 지속시간이 짧아진다.

- 생식선 항진증 남성 인구의 약 10%를 차지한다. 나이가 들어도 호르몬 분비가 잘 이루어지고, 70세 혹은 그 이상이 되어서도 활발한 성생활을 유지한다. 남성 갱년기가 지연되고 호르몬 부족 현상은 60~70세 이후에나 나타난다.

성적인 부분의 노화나 남성 갱년기 증상은 생식선 상태에 따라 달라진다.

1부

남성 갱년기

1장

남성 갱년기란 무엇인가?

남성 갱년기는 생물학적으로 남성의 삶에서 특정 기간을 가리킨다. 그 기간 동안 혈중 호르몬, 특히 전형적인 '남성호르몬'인 테스토스테론의 수치가 현저히 낮아진다. 테스토스테론은 활력과 근육, 생산력, 남성성, 성기능을 담당하는 호르몬으로, 지나치게 많으면 공격성이 높아진다. 또 피부의 탄력과 모발 상태, 기억력, 뼈의 강도에도 영향을 미친다.

호르몬 분비 감소는 남성에게 매우 불편하고 다양한 결과들을 초래한다. 가장 대표적인 증상이 성욕 감퇴와 성기능 저하다. 일반적으로 중장년 남성들은 이 문제로 가장 많이 걱정하고, 때로는 진료를 받으러 오는 수고를 마다하지 않는다. 이 문제를 방치할 경우

시간이 지남에 따라 상황은 통제할 수 없을 정도가 된다. 성욕 감퇴는 실제 발기부전이나 성기능 장애로까지 이어지며, 이 때문에 자신감을 잃고, 배우자와의 관계까지 악화하는 경우도 있다.

호르몬 분비 감소로 인한 부정적인 결과는 성욕이나 성기능에만 국한되는 것이 아니라 다음과 같은 문제도 포함한다.

- 체형 특징 분류에서 '항아리 체형'을 가진 남성은 내장지방이 잘 쌓인다. 이런 체형은 심혈관계 질환, 당뇨병과 같이 신진대사에 문제가 생길 위험이 높다. 내장지방은 동맥에 염증을 일으키는 등 큰 위협이 될 수 있다.
- 신진대사 콜레스테롤을 비롯한 혈중 지방 수치가 증가한다. 그 결과 죽상경화증, 고혈압 같은 심혈관계 질환의 위험이 높아진다.
- 뼈 뼈를 구성하는 성분의 상태가 나빠지며 골다공증 발병 위험이 높아진다. 즉 장기간에 걸쳐서 뼈가 약해지는 현상이 더 자주 일어난다.
- 근육 근육이 많이 사라지고 근력이 약해져서 종종 꾸준한 운동을 하기가 어려워진다. 그러면 점점 더 가만히 앉아만 있는 정적인 생활을 하게 되고, 그럴수록 근육은 더 약해지는 '악

순환'이 시작된다.

- 혈액 적혈구 수가 감소한다. 따라서 혈중 산소량이 감소하여 피로감이 커진다.

아래 표는 50세 이상 남성들에게서 일반적으로 관찰되는 증상들을 집계한 것이다.

혈액순환	갑작스러운 열감, 수족냉증, 발한, 두근거림, 잦은맥박, 두통, 창백함
정신적인 문제	신경과민, 흥분, 불면증, 가려움증, 집중력과 기억력 감퇴, 우울감, 부정적 감정이나 사고, 반사회적 경향, 자살 충동, 고립감, 의욕 상실
일반적인 상태	쇠약, 피로감, 근육통과 관절통, 식욕 감퇴, 메스꺼움, 구토, 복부 통증, 변비, 체중 감소, 민첩성 감소, 근육 손실
소변 기능	소변 줄기 약화, 한밤중이나 새벽에도 요의를 자주 느낌, 배뇨 이상
성생활	성욕 감퇴, 발기부전, 특히 아침 발기의 빈도가 감소, 사정이 어렵거나 사정까지 걸리는 시간이 길어짐, 성적 판타지에 잠기는 시간이 줄어듦

2장

남성을 남성답게 하는 호르몬

테스토스테론

테스토스테론은 성호르몬으로도 불리지만 '활력' 호르몬이라고도 한다. 그만큼 생명 유지에 필수적인 기능을 많이 담당하고 있으며 우리 몸에 활력을 불어넣기 때문이다. 테스토스테론은 주로 고환에서 분비되지만 신장 위쪽에 위치한 2개의 샘, 부신에서도 일부 분비된다. 모든 스테로이드 호르몬과 마찬가지로 테스토스테론도 콜레스테롤로부터 합성된다.(p.38 참고)

테스토스테론의 분비는 뇌에서 통제한다. 대뇌 밑에 위치한 2개의 작은 조직인 시상하부와 뇌하수체에서 인체의 많은 호르몬 분비를 조절하고 통제한다. 테스토스테론은 일단 분비되면 혈액을 통해 방출된다. 테스토스테론의 99%는 운반 단백질인 성호르몬 결합 글로불린(SHBG: Sex Hormone Binding Globulin)과 결합한다. 나머지 1%는 자유로운 상태로 남아 있다. 이 1%가 생리활성물질인 프리 테스토스테론(Free-Testosterone)이다.

혈액을 통해 이동한 테스토스테론은 근육, 뼈, 피부, 뇌 등 여러 기관에 도달한다. 여러 기관의 세포들은 특수 수용체를 가지고 있

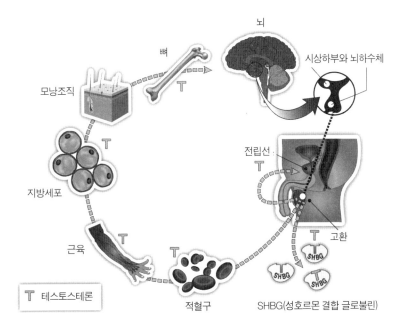

어서 호르몬과 만날 때 일련의 특수 세포 반응을 일으킨다.

나이가 들면 테스토스테론 분비에 어떤 변화가 생길까?

테스토스테론 분비가 최고조에 달하는 시기는 만 35~40세다 (다음 그래프를 참고할 것). 이 시기에는 매일 약 10mg의 테스토스테론이 생성된다. 이를 기준으로 계산해보면 프리 테스토스테론의 양은 약 25pg/ml(밀리리터당 피코그램)에 달한다. 이 나이대를 통과하면서 테스토스테론의 수치가 40세에는 24, 60세에는 19, 80세에는 17로 서서히 줄어든다. 90세 이후라도 여전히 분비되기는 하지만 40세 때에 비하면 현저히 적은 양이다.

연령에 따른 테스토스테론의 혈중 수치 변화
(mmol/ℓ, 리터당 밀리몰)

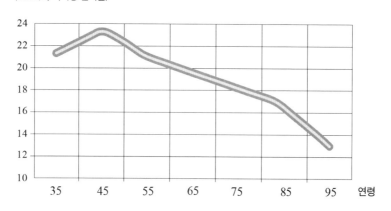

이 호르몬의 분비가 전체적으로 감소하는 것 외에도 문제를 악화시키는 요인은 여러 가지가 있다. 나이가 들면 SHBG의 분비가 늘어나고 그 영향으로 테스토스테론은 더욱 비활성화된다. 게다가 기능을 전달하는 수용체의 수가 점점 줄어들고 활동이 둔감해지기 때문에 프리 테스토스테론은 조직에 충분한 자극을 주지 못한다.

테스토스테론은 빨리 동원할 수 있어 '구급차'라는 별명으로도 불리지만 그 빠른 동원력이 호르몬 분비와 활동 감소를 보충할 정도까지는 아니다.

게다가 호르몬 감소는 주요 여성호르몬인 에스트라디올을 증가시키는 일과 맞물린다. 호르몬 분비가 감소하면 방향화효소라고 불리는 효소의 활동이 테스토스테론을 변형시켜 에스트라디올을 생성한다. 이 효소의 활동은 알코올 섭취로 인해 악화된다. 여성호르몬은 성욕 감퇴, 탈모 등의 문제를 일으키며 복부비만을 불러오고, 지나치게 많을 때는 여자 같은 목소리를 만든다. 심지어 가슴이 나오는 남성도 있다! 이럴 때 바로 노화 증상에 신경쓰고 예방을 해야 한다.

남성 갱년기 증상에 테스토스테론의 감소가 주된 역할을 하기는 하지만 다른 호르몬의 감소, 특히 DHEA나 에스트로겐 같은 스테로이드 호르몬의 감소도 영향을 미친다.

스테로이드 호르몬이란 무엇인가?

스테로이드 호르몬은 콜레스테롤에서 만들어지는 호르몬으로 다음과 같이 몇 가지 종류로 나눌 수 있다.

- 남성호르몬 안드로겐은 남성적인 특성을 발달, 유지, 자극, 통제하는 호르몬으로 테스토스테론과 DHEA의 일부를 이룬다 (여성도 안드로겐을 분비하지만 남성에 비해 양은 매우 적다).
- 여성의 성호르몬인 에스트로겐은 에스트라디올의 일부를 이룬다(남성도 에스트라디올을 합성하지만 여성에 비하면 그 양은 매우 적다). 혈압을 통제하는 데 개입하는 알도스테론도 프로게스테론과 마찬가지로 스테로이드 호르몬이다. 프레그네놀론(p.42 참고)은 스테로이드 호르몬의 전구체 역할을 하며, 범위 내에 있는 분자 전체를 만들어낸다.

DHEA

인체에서 가장 많이 분비되는 호르몬이다. 다른 많은 호르몬 생성에 영향을 미쳐 프로호르몬, 즉 호르몬 전구물질에 가깝다. 일부는 고환에서 만들어지지만 주로 부신샘에서 생성되며, 프레그네놀론으로부터 남성호르몬인 테스토스테론과 여성호르몬인 에스트라디올로 바뀐다. 따라서 DHEA는 남성과 여성 모두에게 유용한 호르몬이다. 하지만 주로 안드로겐 호르몬, 즉 남성호르몬으로 남아 있게 된다.

DHEA는 특히 수용성의 형태로 인체 내를 돌아다닌다. DHEA 황산염(DHEA-S)은 테스트를 통해 측정하기가 쉽고 훨씬 안정적이다. 테스토스테론과 마찬가지로 DHEA의 생성도 나이가 들면서 현저히 줄어들어 60세 무렵에는 20세 때의 10~20% 정도밖에 안 된다.

DHEA는 인체에 어떤 역할을 할까?

연구 결과, 만성적인 스트레스가 DHEA의 수치를 떨어뜨리는 것으로 나타났다. 스트레스 호르몬인 코르티솔의 수치가 올라갈 때 DHEA의 수치는 내려간다. 이렇게 두 호르몬의 수치에 차이가

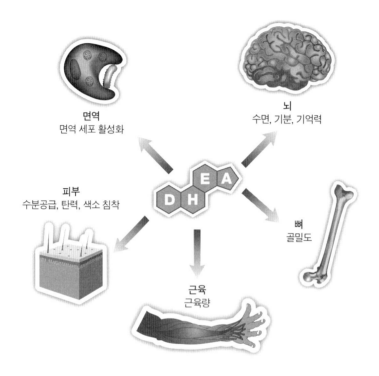

발생하면서 노화가 빠르게 진행된다. DHEA는 20세 때 12.5이던 것이 60세가 되면 1.2까지 떨어진다. 40년 만에 10분의 1로 줄어드는 것이다. DHEA/코르티솔 비율의 감소는 특정 질병을 불러오고, 조직 손상을 가속화하는 요인이 된다. 다시 말해 노화의 직접적인 원인이라고 할 수 있다.

젊을 때는 스트레스를 받으면 코르티솔을 따라 DHEA의 수치

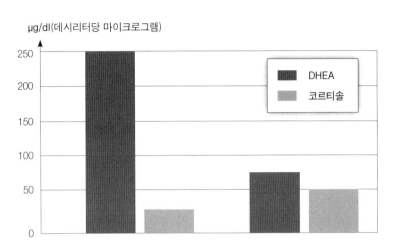

도 같이 올라가지만 나이가 들면서 이 균형이 무너지고 DHEA의 수치가 내려간다. 그러면서 뼈나 피부, 뇌, 심장, 나아가 성기능과 정서적인 부분에서까지 문제가 생기고 퇴행성 질환들이 나타나기 시작한다.

지금까지 전 세계 1만 4,000여 건 이상의 연구에서 DHEA는 인체의 기능을 보호하고 노화를 예방하는 호르몬으로 밝혀졌다.

프레그네놀론

프레그네놀론은 잘 알려지지 않았지만 DHEA의 기능을 강화하는 호르몬 중 하나다. 콜레스테롤에서 합성되는 이 호르몬은 주로 부신샘에서 만들어지지만 그 밖에도 간, 뇌, 피부, 생식선, 심지어 눈의 망막을 포함한 기관과 조직에서도 소량 생성된다.

프레그네놀론은 프로게스테론과 DHEA를 포함해 다른 모든 스테로이드 호르몬을 생성하도록 만드는 전구체 역할을 한다. 이 호르몬은 혈액에 있지만 뇌에 30배나 더 많이 들어 있다. 그래서 '기억 호르몬'이라고도 불린다. 각 기관에 배치된 프레그네놀론의 양(내인성 프레그네놀론의 양)은 나이가 들면서 줄어들지만 적은 양이 추가 생성되어 뇌 기능의 회복을 돕는다. 하지만 이로 인한 효과는 조금 다르다.

- 프레그네놀론은 소염 작용을 해 관절의 류마티스 관련 질병을 완화해준다.
- 프레그네놀론은 스트레스를 완화하고 피로 회복을 돕는다.
- 프레그네놀론은 췌장 세포를 재생하는 효과가 있다. 특히 당뇨 환자에게 좋은 호르몬이다.

3장

호르몬의
반란

전립선 비대

필립은 몇 달 전부터 요의가 강하고 다급하게 느껴졌다. 소변을 참기 힘든 경우가 빈번해졌고, 하루에도 15~20번쯤 화장실을 들락날락하느라 매우 불편했다. 가끔은 낮에도 소변을 참기가 힘들어 고통스러웠다. 특히 일상은 물론 직장 생활에 지장이 생기자 병원을 찾았다.

초음파 검진 결과, 전형적인 남성 갱년기 증상인 전립선 비대가 발견되었다.

전립선은 방광 아래, 직장 앞에 있다. 평균 길이 3cm, 폭 2.5cm로 밤톨만 하다. 평균 무게는 아시아인의 경우 20g, 아프리카인은 30g 정도다.

전립선은 정액을 구성하는 액체 성분의 일부를 분비하는 샘이다. 전립선은 샘 조직과 이를 둘러싼 섬유근육 조직으로 이루어져 있다. 전립선 선체(腺體)는 요도를 감싸고 있다. 요도는 소변을 배출하는 관으로, 방광 입구와 요도괄약근 사이에 위치한다.

전립선은 나이가 들면서 커진다. 50세 이상 남성의 20%가 전

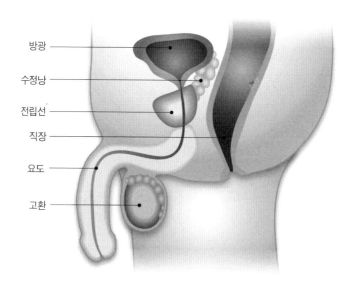

- 방광
- 수정낭
- 전립선
- 직장
- 요도
- 고환

립선 선종이라고도 불리는 양성 전립선 비대증(BPH)을 앓고 있거나 전립선 양성 종양을 갖고 있다.

왜 40대가 되면 전립선이 커질까?

성호르몬인 테스토스테론은 40대부터 점점 감소한다. 에스트라디올과 DHT(디히드로테스토스테론)가 급격히 증가하는 50세 이후에는 거의 모든 남성의 전립선이 커진다.

혈액 내에 흐르는 호르몬이 전립선의 기능을 조절하기 때문에 전립선은 '호르몬에 민감하다.' 전립선은 남성호르몬, 특히 테스토스테론과 DHT의 영향을 많이 받는다. 테스토스테론은 '5-알파 환원효소'라고 불리는 효소에 의해 DHT로 변환된다.

DHT가 지나치게 많아지면 전립선의 크기가 커진다. 아직 의학적으로 명확한 이유가 밝혀지진 않았지만, 나이가 들면 5-알파 환원효소의 활동이 증가하고, 그 결과 남성의 혈액 속에는 테스토스테론 대신 DHT가 점점 증가하며 수치가 올라간다. DHT의 수치가 지나치게 높아지면 전립선 세포를 자극하여 세포가 증식하고 전립선의 크기가 커진다. 그렇게 되면 요도를 압박해 대부분의 경우 소변을 배출하는 데 불편을 겪게 된다. 즉, 나이가 들면 전립선의 크기가 커지면서 배뇨장애로 이어질 가능성이 높아진다.

DHT는 혈액보다 전립선 안에 더 많이 들어 있기 때문에 혈액검사 결과만 가지고는 DHT의 수치를 제대로 알 수 없다.

이처럼 흔히 알고 있는 것과 달리, 전립선이 커지는 이유는 테스토스테론의 수치와 아무 상관이 없다. 전립선은 전립선 위험물질로 전환되는 5-알파 환원효소의 활동이 갑자기 늘어나기 때문에 비대해지는 것이다.

에스트라디올의 수치가 높아져도 전립선이 비대해질 위험이 증가한다. 테스토스테론은 방향화효소로 인해 변형되면서 에스트라디올을 만들어낸다. 특히, 알코올과 카페인은 방향화효소의 활동을 증가시키는 것으로 알려져 있다. 따라서 전립선 비대증을 예방하려면 술과 커피 섭취를 줄이는 것이 좋다. 가벼운 전립선 질환을 앓고 있는 남성들은 DHT 억제제와 테스토스테론 보충제를 조합하여 복용하면 호르몬 균형을 유지시켜 더 위험한 전립선 질환으로 이어지는 것을 효과적으로 막을 수 있다. 이는 갱년기 여성이 받는 호르몬 대체요법과 같다. 자세한 치료법은 3부에서 소개할 것이다.

언제 병원을 방문해야 할까?

밤에 소변을 보러 2번 이상 일어나고 소변 줄기가 약해졌다면 전립선에 이상이 생겼다는 신호다. 전립선과 방광이 맞닿아 있는 부위에 변화가 생겼거나, 전립선의 크기가 달라졌거나, 요도괄약근에 문제가 있는 것이다. 하지만 전립선이 커져도 특별한 증상이 나타나지 않는 사람도 있다. 따라서 40세가 넘었다면 1년에 1번씩 병원을 방문해 건강검진을 받아보는 것이 좋다.

의사는 우선적으로 혈중 전립선 특이항원(PSA)의 수치 검사를 실시하는데 Total PSA와 Free PSA로 나눠서 결과를 확인한다. 결과의 정확성을 높이기 위해서는 경직장 전립선 초음파 검사와 복부 초음파 검사도 반드시 해야 한다. 나이에 비해 PSA의 수치가 너무 높으면 직장 수지검사를 시행한다. 의사가 직장 내로 손가락을 넣어 진행하는 직장 수지검사를 통해 전립선의 크기와 상태를 확인할 수 있다. 이 검사로 전립선의 위치가 중앙에 있는지 주변에 있는지, 다른 이상 징후가 발견되는지 등을 파악한다. 직장 수지검사는 선종을 진단하거나 암을 발견하는 데 가장 간단하면서도 확실한 방법이다.

전립선 비대증의 진단과 치료에 대해서는 3부의 2장에서 자세히 소개한다.

기억력 저하

마르크는 요즘 걱정이다. 얼마 전부터 자주 깜빡깜빡하기 때문이다. 며칠 전에는 주차해둔 자동차를 찾지 못했고, 주차비를 지불하려고 하는데 지갑을 어디에 뒀는지 생각나지 않았다. 그는 자신이 알츠하이머 초기가 아닌지 매우 염려한다.

진료를 하다 보면 하루에 10번쯤 듣는 이야기다. 안심해도 된다. 기억력 감퇴는 걱정할 만한 일이지만 알츠하이머뿐만 아니라 다른 여러 가지 신호일 수 있으므로 정확한 진단이 필요하다. 누군가의 이름이나 건물의 위치, 약속을 잊어버릴 때 우리는 자신에게 굉장히 심각한 일이 일어나고 있는 것은 아닌지 의심한다.

하지만 쓸데없이 불안해할 필요는 없다! 기억력 감퇴가 너무 자주 일어나지만 않는다면 뇌의 일상적인 작은 '실수'로 볼 수 있다. 아마도 테스토스테론과 에스트라디올 같은 호르몬의 영향으로 인해 아세틸콜린이 부족해져서 나타나는 현상일 것이다. 뉴런에서 분비되는 아세틸콜린은 화학 메신저 역할을 한다.

노화는 기억력에만 문제를 일으키는 것이 아니다. 성욕과 기분, 운동 능력은 물론이거니와 지적 능력까지도 노화로 인한 호르몬 감소의 영향을 받아 이상이 생길 수 있다.

호르몬과 신경전달물질의 상호작용

호르몬들은 신경전달물질의 도움을 받아 상호작용을 한다. 예를 들어 성적인 문제는 꼭 성기에서 비롯되는 것이 아니라 여러 기관에서 생긴 문제들이 복합적으로 작용해 하나의 증상으로 나타난다. 성기능 장애에 관한 이야기를 들으면 "그건 심리적인 탓이 커."라고 말하는 사람들이 있는데 그건 완전히 잘못된 생각이다. 호르몬과 신경전달물질 사이의 상호 의존적 관계가 원활하지 않아 문제가 발생하는 것이다.

호르몬과 신경전달물질은 떼려야 뗄 수 없는 사이다. 둘의 상호작용이 무너질 때 균형이 깨지고 신체에 이상이 생기기 시작한다는 사실을 기억해야 한다. 신경전달물질에는 엔도르핀, 도파민, 세로토닌, 아세틸콜린, 가바(GABA 혹은 감마아미노부티르산), 노르아드레날린 등이 있다. 테스토스테론, DHEA, 프로게스테론, 에스트라디올 같은 성호르몬은 물론 갑상샘 호르몬을 비롯한 그 밖의 호르몬들은 모두 신경전달물질과 상호 의존적인 관계다.

과학 기술의 비약적인 발전에 따라 최근에 우리는 허기, 갈증, 당 조절, 흥분, 공격성, 성욕 등을 관장하는 여러 '중추'의 위치를 정확히 알 수 있는 뇌의 유전자 지도를 갖게 되었다. 이 모든 중추는 뇌의 같은 영역인 '뇌강'에 공존한다. 이를 통해 서로 아무 관련이 없어 보이는 증상들이 연결되어 있다는 것을 알 수 있다. 중추 하나의 사소한 이상이 연속적으로 다른 이상과 장애로 이어질 수 있는 것이다.

나이가 들면서 테스토스테론과 에스트라디올 같은 호르몬 부족이 점점 심해지고 여러 다른 증상들이 나타날 수 있다는 사실에 의구심이 들 수 있다.

좀 더 자세히 알고 싶다면 특별 검진 차원에서 혈액 검사를 통해 여러분의 신경전달물질을 직접 측정해보면 된다.

테스토스테론이 뇌에 미치는 영향

테스토스테론은 공격성을 조절하고 뇌 활동에 개입해 기억력이나 공간지각능력에 영향을 미친다. 또한 테스토스테론은 운동 능력을 담당하고 산수를 제외한 수학적 추론을 하는 데 도움을 준다.

남성의 뇌에는 특정 부위 안에 테스토스테론 수용체가 더 많이 존재한다.

• 공격성을 조절하는 피질 안.

- 욕구를 조절하는 대뇌변연계 안.
- 발기 명령을 내리는 시상하부 안.

테스토스테론이 부족해지면 우울감이 커지고 인지 능력이 줄어든다. 그뿐만 아니라 자주 불안해하고 사소한 일에 쉽게 화를 내는 등 성격이 변한다. 선택이나 결정을 내릴 때 많이 망설이기도 한다. 신체 능력도 떨어지고 움직임을 통제하는 능력도 줄어든다. 때로는 수면에 방해를 받고, 갱년기 여성과 마찬가지로 얼굴에 열감을 느끼기도 한다.

테스토스테론은 아세틸콜린이 생성되도록 강한 자극을 주는 에스트라디올로 변환된다. 아세틸콜린은 뇌에서 기억을 저장하는 데 관여하는 신경전달물질이다. 알츠하이머에 걸리면 뇌에서 가장 먼저 손상을 입는 곳이 기억을 담당하는 부분인 해마 뉴런, 더 정확히 말하자면 아세틸콜린과 함께 기능하는 뉴런이다. 이처럼 알츠하이머 질환이 발병하는 데는 유전적 요인도 있지만 호르몬 역시 큰 관련이 있다.

비만

54세인 모리스는 갑자기 늘어난 체중 때문에 병원을 찾았다. 모리스는 키 180cm에 95kg으로 지금까지 늘 90kg 안팎의 몸무게를 유지해왔다. 전에는 1~2kg이 찌면 식사량을 줄이고, 특히 술을 끊으면 다시 빠르게 원래 체중으로 돌아오곤 했다. 하지만 요즘은 아무리 식사 조절을 해도 체중이 95kg 아래로 내려가지 않는다. 문제는 모리스가 아들과 종종 테니스를 치는데 요즘 살이 찌면서 숨이 더 많이 차고 달리는 속도도 느려졌다는 점이다. 게다가 전보다 훨씬 덜 먹는데도 배가 눈에 띄게 나온다.

지방의 신진대사는 나이에 따라 달라진다. 30대와 50대, 70대의 몸이 같은 방식으로 음식을 흡수하지는 않는다. 그리고 남성은 테스토스테론이 부족해지면서 체중이 증가하고 몸매가 달라진다. 특히 술을 너무 많이 마시거나 나쁜 탄수화물을 지나치게 많이 섭취하는 등 잘못된 식습관과 운동 부족이 겹치면 문제가 더 심각해진다.

남성은 일반적으로 지방이 복부와 내장 주위에 위치한 지방간에 많이 축적된다. 그래서 체중이 증가할 때 배부터 나오기 시작하며 점차 뚱뚱해진다.

인슐린 저항

췌장은 포도당을 흡수하기 위해 인슐린을 분비한다. 인슐린은 마치 자물쇠에 열쇠를 끼워 넣듯이 당이 세포 안에 들어가도록 돕는 일을 한다. 이 당의 일부는 에너지를 생산하기 위해 직접적으로 사용되고, 나머지는 간과 근육에 글리코겐의 형태로 저장된다.

인슐린은 강력한 호르몬이다. 포도당을 자극하여 연소하도록 돕는 동시에 신체가 지방을 연소하지 못하게 방해한다. 단백질을 기본으로 질 좋은 당질과 지질로 이루어진 균형 잡힌 식사를 하는 '정상적인' 상태일 때, 식후 혈액 내에 축적되는 포도당의 수치를 다시 낮추기 충분할 만큼의 인슐린이 분비된다. 그런데 흰 빵이나 과자류, 정제된 곡물처럼 나쁜 탄수화물이나 고혈당지수 식품을 많이 섭취하면 할수록 혈당 수치가 올라간다. 지나치게 높은 혈당은 더 많은 양의 '만성적인' 인슐린을 만들어낸다. 그렇게 되면 점차 인슐린 저항으로 이어져 당뇨병 전조 증상이 나타나기 시작한다. 인슐린 저항이 발생하면 당이 세포 속으로 들어가 열량을 만들어내기 어려워진다. 그래서 당은 혈액 속에 남아 있다가 결국 간으로 흘러 들어가 소위 말하는 재활용이 되는데, 이때 간이 당을 지방으로 전환한다. 이런 악순환이 계속되면 살이 찌고, 특히 배가 나오게 되는 것이다.

비만은 단지 외적인 것에서 끝나는 문제가 아니다. 지방이 쌓이면 고혈압, 죽상경화증, 중성지방, 정맥염, 콜레스테롤 증가 같은 심혈관계 질환과 기억력 감퇴, 알츠하이머병, 파킨슨병 같은 신경퇴행성 질환 그리고 관절 질환의 발병 위험이 높아진다.

지방이 낀 조직은 특히 방향화효소라고 불리는 효소를 만들어 내는데, 이 효소는 일부 테스토스테론을 에스트로겐으로 변형시킨다. 그 결과 테스토스테론의 수치가 계속 감소하면서 복부에 지방을 축적시킨다. 에스트로겐 수치도 높아져 복부의 지방 축적을 가속화하며, 심지어 가슴에도 지방을 저장해 가슴이 커지기도 한다. 이를 남성형 유방비대증이라고 부른다. 그렇게 되면 진짜 악순환이 자리 잡는다. 지방의 또 다른 부정적인 측면은 당과 인슐린을 증가시키는 코르티솔이라는 호르몬을 만들어내 제2형 당뇨병의 위험을 높인다는 것이다.

살이 찔수록 세포 노화도 빨라진다

복부 지방은 연소 과정을 촉진하는 것으로 알려진 사이토카인 같은 메신저 분자를 다량 분비하게 한다. 이 메신저들은 여러 기관으로 분산되어 순환하면서 만성 연소 과정을 시작하는데, 이는 세포의 조기 노화와 면역체계의 약화로 이어져 암세포의 증식을 촉진한다.

이로 인해 타격을 받는 조직은 다음과 같다.

- 심장과 혈관
- 뇌
- 갑상샘
- 뼈
- 흉선(면역 기관)
- 피부

이런 조직에 생기는 질병들은 부분적으로 복부지방이나 내장지방이 불러일으킨 것이다. 따라서 살이 찐 뒤에 대처하지 말고 그전에 미리 지방과의 싸움을 시작하는 것이 중요하다.

2부에서는 특별히 음식 섭취를 제한하지 않아도 계속 날씬한 몸을 유지하는 방법에 대해 알려줄 것이다. 남성들은 아디포사이트라는 지방세포가 테스토스테론과 아드레날린 같은 호르몬에 반응하면서 여성보다 더 많은 지방을 연소한다는 사실을 알아야 한다. 그러므로 여성보다 남성들이 더 빨리 체중을 줄일 수 있다.

남성 골다공증

장 마크는 45세다. 어느 날 조용히 길에서 산책을 하고 있었는데 도로공사 현장 옆을 지나다가 갑자기 50cm 깊이의 구멍 아래로 떨어졌다. 오른쪽 엉덩이 부위에 통증이 심해 일어설 수가 없었다. 진단 결과 그는 대퇴골 경부 골절로 확인되었다.

이후 긴급 수술을 받았고 외과의사의 훌륭한 처치 덕분에 금세 업무에 복귀할 수 있었다. 의사는 장 마크같이 젊은 사람에게 이런 골절이 일어났다는 사실이 놀라워 남성건강 전문의에게 진료를 받도록 소개했다.

뼈가 정상적인지 확인하기 위해 검진을 받은 결과, 장 마크는 이미 골다공증이 진행 중인 것으로 나와 충격을 받았다. 호르몬 수치, 그중에서도 특히 테스토스테론의 수치가 허용 가능한 최소 기준보다 낮았다.

대부분의 사람들은 골다공증이 남성에게도 나타나는 질병이라는 사실을 간과한다. 테스토스테론이 부족하면 뼈에서 칼슘이 빠져나가서 뼈가 약해진다. 왜 그럴까?

뼈는 계속해서 재생되거나 리모델링된다. 영구적으로 만들어지고 파괴된다. 뼈 세포는 뼈 모세포(혹은 조골세포)와 파골세포 이렇게 2개의 중요한 세포로 나눌 수 있다. 뼈 모세포는 뼈대를 만들고 파골세포는 이를 파괴한다.

테스토스테론은 뼈 모세포를 자극하는 역할을 한다. 그러므로 테스토스테론은 뼈대를 형성하는 일을 돕고 뼈를 단단하게 만드는 역할을 한다. 또한 뼛속에 칼슘이 잘 흡수되도록 도와 뼈가 쉽게 파괴되는 것을 매우 효과적으로 막아준다. 예를 들어 테스토스테론은 턱뼈의 미네랄 밀도를 유지하는 데 도움을 주어 치아 손상을 예방한다. 치과에 가면 먼저 의사가 입을 벌리게 해 치아와 잇몸 상태를 관찰할 것이다. 40세 이상 남성이라면 치아와 잇몸 상태가 안 좋은 것만 보고도 테스토스테론 결핍으로 즉시 진단을 내릴 수 있다.

다음 2개의 그래프를 살펴보자.

• 여성과 남성 모두 60세 이상에서 대퇴골 경부 골절의 횟수가

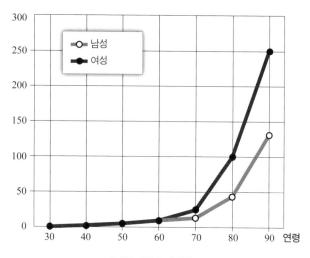

대퇴골 경부 골절 횟수
(만 명당, 연간)

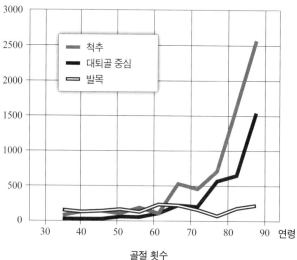

골절 횟수
(만 명당, 연간)

나란히 증가했다.

- 총 골절 빈도를 보면, 나이가 들수록 남성의 골절 빈도가 확연히 증가한다.

성욕 감퇴

실뱅은 대학교수다. 그는 아내를 비롯해 여자들을 무척 좋아하는 사람이었다. 하지만 2~3년 전부터 그의 행동에 변화가 생겼다. 전에는 해변이나 공원처럼 여자들의 노출이 많은 장소에 가면 자신도 모르게 여자들에게 저절로 눈길이 갔다. 그런데 요즘은 노출이 많은 여자들을 보면 당황스럽고 몸이 경직된다. 또 길을 갈 때 종종 자신을 흘끔흘끔 쳐다보던 여자들이 이제 그를 주목하는 일이 거의 없다는 점도 또 다른 걱정거리다. 아내와 단둘이 있을 때 발기가 안 되는 경우도 점점 많아진다. 예전에는 이런 적이 전혀 없었기 때문에 실뱅은 지금 자신의 상태가 무척이나 걱정스럽다.

성욕은 신체적으로 매우 복합적인 과정을 거쳐 생긴다. 호르몬,

신경전달물질 같은 요소들이 성욕이 발생하는 과정에 관여한다.

먼저 호르몬이다. 남성호르몬 테스토스테론은 남성의 성적 충동을 일으키는 데 중심적인 역할을 한다. 그 밖에 사랑의 호르몬이라고 불리는 옥시토신과 여성호르몬인 에스트로겐도 남성이 성욕을 느끼는 데 관여한다. 에스트라디올이라는 호르몬도 중요한데, 테스토스테론을 '폭죽'이라고 한다면 에스트라디올은 거기에 불을 붙이는 '심지'와도 같다.

성적 흥분은 신경전달물질과 관련이 깊으며, 특히 도파민과 노르아드레날린, 이 2가지 물질에 의해 흥분이 일어난다. 이 2가지 물질은 뇌에 빠르고 강하게 반응해 성 욕구와 성적 반응, 성적인 활동을 촉발시킨다. 아세틸콜린도 성적 흥분을 유발한다. 이 모든 물질이 한데 어우러지면 뇌에서 성욕을 자극하는 부위가 활성화돼 발기가 이루어진다. 오르가슴은 GABA와 연관이 있다.

나이가 들면 호르몬, 특히 테스토스테론의 분비가 감소하면서 성욕이 떨어지고 나이 많은 남성들은 종종 성기능 장애를 겪는다.

근육 손실

자크는 70세가 넘었다. 그는 유명한 트럼펫 연주자로 그 나이에도 아직 많은 콘서트에 참가한다. 그는 1년에 3번씩 주사를 맞으며 테스토스테론 치료를 받고 있다. 테스토스테론 수치가 내려갈 때면 느낌으로 알 수 있다. 입 근육이 트럼펫 마우스피스에 덜 붙기 때문이다. 잘 알려져 있지 않지만 입도 '괄약근'이라고 부르는 근육으로 둘러싸여 있다. 아울러 테스토스테론 수치가 낮을 때는 폐도 안 좋아진다. 실제로 그때가 되면 폐 안의 근육 상태가 나빠진다고 들었다. 자크는 그런 현상을 누구보다도 잘 알고 있다. 트럼펫을 연주하기 어렵다고 느껴질 때마다 그는 의사에게 전화를 걸어 말한다.

"선생님, 주사를 맞을 때가 된 것 같아요!" 그러면 의사는 그의 건강 상태를 확인하고 분석한 뒤 즉시 주사제를 처방한다.

테스토스테론은 단백질 합성에 필수적이며, 근육과 같이 인체의 중요한 부분을 구성하는 '벽돌' 역할을 한다. 테스토스테론은 '동화작용'을 하는 호르몬이다. 동화작용은 단순한 분자와 에너지를 이용하여 단백질이나 탄수화물 같은 복잡한 고분자 화합물을 합성하는 과정을 말한다.

테스토스테론은 근육의 성장을 돕고 근육에 무게와 힘을 실어 준다. 단, 근육을 키우기 위해서는 테스토스테론만으로는 안 되고, 운동 등을 통해 계속 신체를 움직이고 물을 자주 마셔야 한다.

테스토스테론이 부족해지면 단백질 합성이 잘 일어나지 않아 이것이 곧 근육 손실로 이어진다. 가장 확실하게 드러나는 신호는 엉덩이가 평평해지는 것이다.

테스토스테론이 도와주는 것은 다음과 같다.

- 혈관을 확장시켜 근육 세포가 영양분을 얻을 수 있도록 한다.
- 근육에 산소를 공급하는 적혈구를 생산한다.
- 에너지 소비가 가장 많은 근육에 에너지를 제공하기 위해 글리코겐을 저장한다.
- 심장 주위 근육인 심근의 기능을 활발하게 한다. 심혈관 기능에서 근본적인 역할을 한다.

탈모와 피부 노화

리오넬은 점점 머리가 빠지고 있다. 거울을 볼 때마다 이마가 더 넓어지고 정수리까지 휑하다. 그뿐만 아니라 머릿결도 나빠져서 끝이 갈라지고 가늘어졌다. 몇 년 사이에 피부도 더 얇아지고 약해졌다.

남성의 머리카락은 여성의 머리카락과 마찬가지로 호르몬 균형의 영향을 많이 받는다. 모발의 질과 성장을 위해 테스토스테론은 반드시 있어야 하며, 에스트라디올과 갑상샘호르몬 그리고 성장호르몬도 필요하다. 그런데 나이가 들면서 이 호르몬들의 분비가 감소하고 호르몬 균형이 깨지기 시작한다. 가장 분명하게 나타나는 징후가 바로 탈모인데, 때로는 많은 양의 머리카락이 한꺼번에 빠지기도 한다.

남성들은 대개 정수리 주변 머리카락부터 많이 빠지기 시작한다. 이는 안드로겐이라는 남성호르몬 때문에 생기는 전형적인 탈모로 '안드로겐 탈모증(남성호르몬 탈모증)'이라고 부른다. 탈모는 성인 남성의 가장 큰 적이기도 하다. 많은 남성들이 머리카락을 정력의 상징으로 여기기 때문에 탈모를 거북하게 생각한다. 또한 탈모는 외모 콤플렉스를 일으키기도 하여 탈모가 시작됐든 그렇지 않든 대부분의 성인 남성들은 탈모를 두려워한다. 남성은 나이가 들수록 더 많은 테스토스테론이 DHT로 변환되고 머리카락이 더 많이 빠진다. DHT는 양이 적어도 활동력만큼은 테스토스테론보다 더 강력하다. DHT는 양성 전립선 비대와도 깊은 관련이 있는 호르몬으로 DHT의 과다 분비는 탈모가 발생하는 원인이 된다. DHT의 과다 분비 때문에 생기는 탈모는 일반적으로 머리숱이 서서히 줄어든다. 다행히 탈모를 막을 수 있는 치료법이 존재한다. 탈모 치료제인 피나스테리드와 두타스테리드를 국부적으로 사용하는 방법이 현재 많이 쓰이는데 자세한 내용은 2부에서 살펴볼 예정이다.

피부의 경우 테스토스테론이 지나치게 많이 분비되면 사춘기의 전형적인 증상으로 알려진 심각한 여드름을 유발하고 지성 피부가 된다. 반대로 테스토스테론이 부족하면 피부가 점점 더 건조해지고 창백해지며 주름이 생긴다.

심혈관계 질환

폴은 52세로 몇 달 전부터 약간 숨이 차기 시작했다. 배가 조금 나왔지만 전보다 많이 먹지도 않고 식단 관리를 잘하고 있다. 그는 기업의 대표로서 현장에서 많은 요구사항을 처리해야 하는 업무 특성상 스트레스가 매우 심한 편이다.

폴은 건강검진을 받았고 심장 검사에서 플라크가 많이 침착된 것이 발견되었다. 그리고 특히 관상동맥(심장의 동맥)에서 혈전이 발견되었다. 이에 스텐트를 삽입하여 심근경색을 예방하는 시술을 받기로 했다.

그의 테스토스테론 수치는 여러 검사에서 매우 낮게 나타났다. 폴은 아주 확실한 남성 갱년기다.

심장은 근육의 일종이다. 심장 동맥은 근육막으로 덮여 있어 박동을 하고 혈액을 순환시킨다. 테스토스테론은 동맥 내벽의 세포 재생을 촉진시켜 심장이 효과적으로 기능하는 것을 돕는다. 그러므로 테스토스테론은 심장의 혈관이 원활하게 활동하는 데 매우 중요하며 이와 관련된 대부분의 질병을 예방한다. 따라서 테스토스테론 치료를 시행하면서 심혈관계 질환에 대한 예방 효과도 기대할 수 있다. 우리는 진료를 하며 매일 이런 사실을 확인한다. 발기에 문제가 생기면 심혈관계에도 간접적으로 문제가 나타나는 것이다. 발기는 심혈관계 질환을 매우 쉽게 파악할 수 있는 지표이다. 발기 문제는 동맥 상태를 확인해보는 것이 좋다.

테스토스테론 수치가 낮아지면 세포 재생이 둔화하고 혈관 내벽은 점점 더 딱딱해진다. 또한 혈관의 탄력이 줄고 심장이 약해진다. 혈관 내벽이 손상되면 아테롬성 동맥경화 플라크가 더 쉽게 형성되고 아테롬성 동맥경화증이 더 빨리 나타날 수 있다. 그렇게 동맥 내벽이 얇아지고 약해지면 관상동맥 관련 질병이나 심근경색, 뇌혈관 질환이 생길 수 있다.

테스토스테론이 감소하면 '나쁜 콜레스테롤(LDL)'이 생긴다. 또한 중성지방(트라이글리세라이드), 혈압, 지질 침착 수치를 높이고 염증을 일으킨다. 이는 모두 아테롬성 동맥경화증과 관상동맥 관련 질병의 요인이며 심근경색으로 이어질 가능성이 있다.

한편 테스토스테론은 혈관 폐색이 일어나지 않도록 혈관을 보호하는 역할도 한다. 테스토스테론이 부족하면 동맥 내벽이 잘 재생되지 않고 혈관 수축 활동이 느려져 아테롬성 동맥경화증의 위험이 높아진다. 관상동맥 관련 질병은 사망 원인의 무려 30%를 차지할 만큼 매우 심각한 문제이다.

　이때 주의할 점이 있다. 테스토스테론 수치를 검사하는 시점에 이미 아테롬성 플라크가 형성되어 있다면 이로 인해 테스토스테론의 수치가 높게 나올 수 있다. 그래서 모든 치료에 앞서 정확한 진단과 검사가 필수적이다. 이에 관해서는 뒤에서 다시 이야기할 것이다.

2부
남성의 건강

1장

잃어버린
20대를 찾아서

노화는 피할 수 없지만 치명적이지는 않다. 노화로 인한 위험 요소들을 완화하거나 아예 없애서 노화의 흐름을 최대한 늦출 수는 있다. 나이가 들어도 건강하고 젊을 때와 다를 바 없이 온전한 신체 능력을 발휘할 수 있는 해결책은 분명히 존재한다. 2부에서는 바로 이런 해결책들을 소개하려고 한다.

해결책은 크게 4가지로 나눌 수 있다.

- 좋은 식생활
- 꾸준한 건강 관리(신체 활동, 수면, 스트레스 관리)와 더 나은 소화 관리(장내 박테리아의 균형)

- 호르몬 요법
- 건강기능식품

가장 좋은 방법은 의사가 권유하는 종합검진부터 받는 것이다. 검사를 하기 위해 필요한 절차에 대해서는 다음 장에서 알려줄 것이다. 검사 결과에 따라 의사는 그동안 일상생활에서 힘들었던 문제의 해결책을 제시하고, 중장기적으로 병에 걸릴 위험을 줄이는 방향으로 올바르게 이끌어줄 것이다.

이런 해결책의 목표는 세포, 동맥, 장, 생식샘 이 4가지를 보호하는 것이다.

세포 보호하기

정상적인 세포는 활동하면서 '유리기(혹은 자유라디칼)'라고 불리는 고반응성 물질을 생성한다. 이 분자는 세포막과 DNA 등 조직의 분자들을 산화하여 세포 노화를 촉진한다. 이는 금속 물질이 공기와 닿으면 산화되어 녹이 스는 것, 즉 식탁에 사과를 오랫동안 놔두면 사과가 갈변하는 것과 비슷한 현상이다. 여러분의 손에 나타나는 붉은 반점이 자명한 증거라고 할 수 있다.

과일이나 채소에는 항산화제가 함유되어 있는데 대표적으로 카로틴, 비타민C, 비타민E, 아연, 셀레늄, 구리, 망간 등이 있다. 이 항산화제들은 유리기를 중성화하는 데 기여한다. 또한 인체는 유리기에 대항하는 자연적인 방어 시스템도 갖추고 있다. 하지만 불행하게도 나이가 들면서 이 시스템의 효율성이 줄어든다. 더 이상 유리기의 부정적인 작용을 효과적으로 완화하지 못하게 되는 것이다.

이를 예방하기 위해 우리는 신체 내 항산화제의 방어 상태를 측정하는 검사를 받을 수 있다(p.83 참고). 검사 결과에 따라 세포를 보호하기 위해 어떤 음식, 특히 어떤 과일이나 채소를 우선적으로 섭취해야 하는지 알 수 있다. 또한 결핍을 보충하기 위해 항산화 보충제를 복용하는 방법도 있다.

환경오염의 주범인 독성 물질에 너무 많이 노출되지 않도록 주의하는 것도 세포를 보호하는 일이다. 인체가 오염을 최대한 피할 수 있는 간단한 방법에 대해서도 알아보겠다.

동맥 보호하기

호르몬이 최상의 상태에서 순환, 작용하기 위해서는 능률이 뛰어난 혈관 시스템이 필요하다. 동맥 상태가 좋으면 심혈관 질환을 예방하고 당뇨 환자의 치사율을 낮춘다.

동맥 상태를 측정하기 위해 다음과 같은 여러 검사를 받을 수 있다.

- 하지동맥 도플러 검사 혈액순환 속도 측정.
- 목 혈관 도플러 검사
- 심장 스트레스 검사
- 코로스캐너 특수 스캐너를 이용해 관상동맥이라고 부르는 심장의 동맥을 검사.

검사 결과에 따라 여러 형태의 치료를 받거나 예방할 수 있다.

- 운동 규칙적인 운동하기. 이상적인 시간은 일주일에 3시간.
- 식사 균형 잡힌 식사하기. 인스턴트식품 최소화, 지방 많은 고기와 치즈 최소화, 등푸른 생선의 지방 다량 섭취(정어리, 고등

어, 연어 등), 저혈당 지수의 탄수화물(p.102~103 참고) 섭취, 과일
과 채소 다량 섭취.

• 수면 밤에 최소 7시간 이상 수면하기. 가장 이상적인 수면 시
  간은 9시간.

장 보호하기

장의 상태에 따라 음식물에 함유된 영양분을 얼마나
흡수할 수 있는지가 결정된다. 흔히, 나이가 들면 소화가 잘 안 된
다고 한다. 그뿐만 아니라 영양분 흡수도 잘 안 되는데 몸에서 쉽
게 흡수하지 못하면 아무리 질 좋은 재료를 골라 훌륭한 음식을
요리해봐야 헛수고가 된다. 그러면 호르몬 생성과 해독작용이 원
활하지 않고, 인체가 적합한 기능을 수행하는 데 필수적인 영양분
과 비타민, 미네랄이 부족해질 위험이 높아진다. 음식을 잘 흡수하
려면 장 내벽의 상태가 좋아야 하고 장내 미생물이 필수적이다.

이때 장투과성 검사(혹은 장누수증후군 검사)를 받아볼 수 있다. 이
검사는 직접적으로 대사가 이루어지지 않는 당분자를 이용해 소
장의 투과 정도를 측정한다. 신체가 정상일 경우 이 당분자는 보통

대변에 들어 있어야 한다. 당분자가 소변에서 발견되면 장이 투과되거나 건강하지 않은 상태라는 것을 의미한다. 장을 투과하여 통과해서는 안 되는 곳으로 간 이 당분자는 보통 혈액을 지나 소변으로 흘러 들어간다.

그래서 소화 불량일 때는 장내 박테리아의 균형을 맞춰주고 기능을 향상시켜야 한다. 유제품이나 밀가루 음식의 섭취를 중단하면 효과가 나타난다. 살아 있는 박테리아이자 인체에 이로운 '프로바이오틱스'가 장 건강을 개선하는 데 뛰어난 효과를 발휘한다. 또한 몸에 이로운 균을 배양하는 데 도움이 되는 음식을 먹으면 좋다. 손상된 장을 잘 아물게 하는 '글루타민' 등의 도움을 받아 미생물의 균형을 맞춰주는 방법도 있다. '제2의 뇌'라고도 불리는 장은 특별히 관리해줘야 한다.

생식샘 보호하기

생명의 도가니, 생식샘은 남성호르몬을 만드는 곳이다. 40세부터는 1년에 1번씩 호르몬 정기검진을 통해 분비샘의 기능을 점검하고 체내 호르몬 수치를 확인할 필요가 있다. 그리고 검진 결과에 따라 치료 방법을 결정해야 한다.

치료의 본질은 호르몬 수치를 평균으로 끌어올리기 위해 부족한 만큼을 채워주는 것이다. 그렇다고 지나치게 많은 양을 투여하면 안 된다. 흥분제 같은 것도 물론 금물이다. 떨어진 수치만큼 적당한 양의 호르몬을 보충해 신체적인 안정과 정신적인 평온을 되찾으면 된다.

생식샘을 보호함으로써 호르몬 감소를 막고 성욕 감퇴와 근육 손실, 체중 증가, 탈모, 뼈가 약해지는 문제들을 미리 차단할 수 있다. 그러면 피로가 줄고 사기도 올라갈 것이다.

이제 어떤 검진을 받아야 여러분의 전반적인 건강 상태를 확인할 수 있는지 알아보자.

2장

1년에 1번은 종합건강검진

최대한 빠른 시기에 검사받기를 권한다. 남성에게 40~45세는 매우 중요한 시기다. 이 시기를 어떻게 보내느냐에 따라 남은 평생이 결정되기 때문이다. 이 시기는 노화 초기에 해당한다. 주위를 둘러보라. 여러분의 이웃, 친구, 회사 동료들 중 이 나이대의 사람들을 보면 꼭 슬럼프를 겪지 않더라도 갑자기 늙어 보일 것이다. 앞서 이야기한 내용을 떠올려보자. 테스토스테론 감소로 인해 힘은 약해지고, 신체는 지방과 물로 채워져 물렁물렁해지며, 근육은 탄력을 잃는다. 이는 호르몬으로 인한 노화현상의 자연스러운 결과지만 스트레스나 과로로 더 악화된다.

여러분은 친구나 동료, 이웃처럼 늙어 보이고 싶지 않을 것이다. 그렇지 않은가? 그렇다면 이제 행동에 나설 때다. 의사를 만나 진료를 받아보자. 의사는 1년에 1번 혈액 검사를 받는 것 외에 여러분의 상태를 정확히 알 수 있는 종합검진을 제안할 것이다.

40~45세에 왜 종합검진이 필요할까? 모든 사람에게 같은 속도로, 같은 순서대로 노화가 찾아오는 것은 아니기 때문이다. 어떤 사람들은 근육 손실과 우울증이 먼저 시작되고, 어떤 사람들은 성욕 감퇴가 먼저 시작되기도 한다. 정해진 나이에 노화가 시작되는 것이 아니며, 이 피할 수 없는 노화를 통제하고 늦추는 것은 여러분의 몫이다. 요즘은 치료법이 좋아져 실제 나이보다 20년은 더 젊게 지낼 수 있고 실제로 젊어 보이며, 생물학적으로도 거의 완벽하게 20년 더 젊어질 수 있다.

다음에 자세히 언급한 검사들이 여러분이 받아야 할 이상적인 검진이다. 신체의 모든 기능이 검사 대상이다. 이 검사들로 노화의 첫 신호를 모두 감지하고 치료할 수 있다.

40대에게 실시하는 검사

- 일반혈액검사(CBC) 혈액 내 백혈구와 적혈구, 혈소판의 상태와 그 비율을 측정하는 검사.
- 총 콜레스테롤 수치 심혈관계 질환의 위험도를 알 수 있다. 하지만 흔히 알고 있는 것과 달리 이 수치가 유일한 지표는 아니다.
- DHEA 황산염(DHEA-S) 분비량 DHEA-S는 노화의 지표 중 하나인 스테로이드 호르몬이다.
- PSA(전립선 특이항원) 전립선 비대증의 간접적인 지표이다.
- DHT 탈모 초기 증상을 보일 경우 이 호르몬의 수치를 검사한다. DHT는 테스토스테론에서 파생된 물질 중 하나로 지나치게 많아지면 탈모를 유발한다.
- 비타민D 인체의 여러 기능에 관여하는데, 특히 뼈의 신진대사에 기초가 되는 비타민이다.
- 페리틴 철을 저장하는 단백질로, 체내 철분 공급에 중요한 역할을 한다. 페리틴으로 철 함유량을 알 수 있다. 술을 지나치게 많이 마셨을 때 수치가 높아진다. 수치가 너무 높으면 염증이 생겼다는 지표이다.
- 호모시스테인 심혈관계 질환과 신경퇴행성 질환, 특히 알츠하

이머의 위험 지표이다.

- TSH(갑상샘자극호르몬) 이 뇌하수체 호르몬이 지나치게 많거나 부족하면 갑상샘을 자극하여 '갑상샘 기능 저하증'이나 '갑상샘 기능 항진증'같이 갑상샘에 문제가 생길 수 있다.

- 프리 T3와 T4 T3는 세포 안에서 활동하는 갑상샘호르몬이며 T4는 혈중에 갑상샘호르몬으로 저장되어 있다가 T3로 변형된다. 수치에 이상이 있을 경우 갑상샘 질환으로 이어질 수 있다.

- FSH(여포자극호르몬) 테스토스테론의 생성을 자극하는 뇌하수체 호르몬.

- 생체활용가능 테스토스테론과 토탈 테스토스테론 검사 결과는 치료가 끝나고 테스토스테론 수치의 차후 변화를 측정할 때 기준 수치가 된다.

- 에스트라디올 남성과 여성 모두 갖고 있는 호르몬으로 테스토스테론에서 합성된다. 수치가 지나치게 높으면 남성에게 안 좋은 영향을 미친다. 너무 높으면 여성에게도 바람직하지 않다.

과체중인 경우

- 공복 혈당 공복 시 혈당 수치가 1.10~1.25g/ℓ 사이일 경우 당뇨

병의 전조 증상일 수 있으며, 1.25g/ℓ 이상일 때는 명백한 당

뇨병으로 진단한다.

• 당화혈색소 HbA1c 최근 3~4개월 동안의 혈당 과다 빈도를 반영

하는 수치로 당뇨의 여부 혹은 심각성 정도를 알 수 있다.

• HOMA 인슐린 저항성(p.53 참고)과 당뇨의 전조를 알 수 있다.

일단 당뇨병 전조 단계로 들어섰다면 돌이킬 수 없다. 인슐린

은 세포에 포도당을 제공해주는 호르몬인데, 이 검사는 인슐

린의 자극에 둔감해지는 인슐린 저항성의 지표가 된다. 이 수

치로 대사증후군의 여부도 알 수 있다.

복부 초음파와 직장 내 전립선 초음파를 실시할 가능성도 있

다. 이 2가지 초음파 검사를 통해 전립선과 방광의 상태를 확인할

수 있다. PSA 수치에 따라 전립선의 부피를 측정해두었다가 차후

변화가 있을 경우 수치를 비교한다. 예방 의학과 호르몬 대체 요법

에서 근본적이고 꼭 필요한 검사다.

50대에게 실시하는 검사

혈액 검사

- 생체활용가능 테스토스테론

- 총 콜레스테롤 수치

- DHEA-S

- DHT(특히 탈모 초기 증세를 보이는 경우)

- 혈구 수치 검사

- 비타민D

- 토탈 PSA와 프리 PSA(PSA>4인 경우)

- 호모시스테인

- 프레그네놀론 황산염

- CRP(C 반응성 단백 시험) 염증에 매우 민감한 'C 반응성 단백'을 이용해 감염성 질환의 여부를 확인한다. 자가면역질환의 지표.

- 호르몬 TSH, 프리 T3와 T4, FSH, LH, 토탈 테스토스테론, DHT, 에스트라디올.

- 아연 면역 기능은 물론 피부와 DNA에 중요한 역할을 한다. 인체에서 가장 중요한 항산화효소 중 하나인 초과 산화물 불균등화효소(SOD)의 조효소 역할을 한다.

- 셀레늄 인체 해독 효소로 글루타티온의 조효소이다.
- 페리틴

과체중인 경우

- 공복 혈당
- 트라이글리세라이드
- 당화혈색소, HOMA(당뇨 위험이 있을 때)

그 밖의 다른 검사

- 골밀도 측정 뼈 방사선 검사로 뼈의 무기물화 정도를 확인할 수 있다.
- 복부 초음파 간, 쓸개, 췌장, 비장, 담도, 췌장관 등 소화계의 일부 정보를 알 수 있다.
- 직장 내 초음파 검사
- 심장 검사 심전도(ECG)는 심장의 전류 활동을 측정한다. 심장 초음파는 심전도뿐만 아니라 심장 내벽과 판막, 혈액 방출 상태를 살펴보고 심장의 역학적 기능을 파악할 수 있는 방법이다. 관상동맥 조영술은 특수 CT기를 이용해 관상동맥의 상태를 확인하는 방법이다.

60대에게 실시하는 검사

혈액 검사

- 총 혈액 지질 검사 HDL 콜레스테롤, LDL 콜레스테롤, 트라이글리세라이드

- DHEA-S

- DHT(특히 탈모 초기 증상을 보이는 경우)

- 완전 혈구 측정(CBC)

- 비타민 D

- 토탈 PSA(전립선 특이항원), 프리 PSA(PSA >4인 경우)

- 호모시스테인

- 프레그네놀론 황산염

- C 반응성 단백 시험(CRP)

- TSH, 프리 T3와 T4

- IGF-1(소마토메딘 C 혹은 간장호르몬) 성장호르몬의 주요 대사 물질로, 간에서 만들어진다. 근육량과 뼈의 형성, 피부의 두께, 삶의 질에 관여한다.

- 페리틴

- 크레아티닌, 요소, 요산혈 신장 기능을 확인할 수 있는 지표.

- 아연

- 셀레늄

과체중인 경우

• 공복 혈당

• 트라이글리세라이드

• 당화혈색소, HOMA(당뇨 위험이 있을 때)

그 밖의 다른 검사들

• 골밀도 검사

• 코로스캐너 관상동맥의 상태를 측정한다.

• PSA>4인 경우 간, 복부, 직장 내 초음파 검사.

• 운동부하 심전도 검사

60대 이상인 경우

나이에 따라 10년에 1번씩, 상황에 맞춰 다음의 검사
들을 추가한다.

산화 스트레스 검사와 지방산 검사는 눈에 띄지 않는 불균형을 효과적으로 예방하는 데 도움이 된다. 신경전달물질 검사는 뇌 기능을 알아볼 수 있는 좋은 지표가 되기 때문에 사기가 저하되고 동기부여가 안 될 때 유용하다.

- 산화 스트레스 검사 이 검사는 여러 지표와 함께 인체의 산화 정도를 파악하고 개선하는 데 도움이 된다. 일반적으로 시행하는 검사지로 8OHDG, SOD, 글루타티온, 셀레늄, 구리, 아연, 페리틴, 이소프로스탄 등이 있다.
- 지방산 검사 모든 지방산을 분석하여 세포막과 염증 상태, 평소 먹는 음식의 종류 등을 파악해 증상을 호전시킬 수 있다.
- 신경전달물질 검사 도파민, 세로토닌, 아드레날린, 노르아드레날린 같은 신경전달물질을 검사하고 스트레스 매개체, 노폐물의 상태를 파악해 결핍이 없는지 측정한다.
- 장 투과성 측정 소변 유기산 검사는 모든 나이대의 환자에게 실시할 수 있다.

그 밖에 자주 실시하는 검사들
- 소화 기능 검사 위 내시경과 대장내시경.

- 체지방량과 제지방량(체질량지수 혹은 BMI)

- 호흡기 기능 검사 특히 흡연자나 폐 기능이 안 좋은 사람의 경우 CT 촬영.

- 중추신경계 검사 뇌 CT 촬영 가능.

- 뼈, 관절 검사 골밀도 측정.

- 심혈관 검사 운동부하 검사.

- 내분비 시스템 전체 검사

- 구강 검진 치아 및 잇몸 촬영.

검진은 얼마나 자주 받아야 할까?

종합검진은 1년에 1번씩 받는 것이 좋다. 상태를 계속 확인하는 방법이기도 하고, 필요한 검사가 해마다 달라질 수 있기 때문에 개인별 맞춤형 치료의 바탕이 된다. 매년 실시하는 호르몬 검사를 통해 일반적인 호르몬 수치와 혈장 내 남성호르몬 수치의 비율 변화도 파악할 수 있다.

검사를 실시한 이후

검사 결과를 토대로 의사는 다음과 같은 과정을 진행할 것이다.

- 결핍되거나 과다 분비된 호르몬 혹은 중독된 약물이 있는지 검사한다.
- 임상 징후가 모호하고 희미할 때 질병의 진단 여부를 결정한다.
- 특정 질병이 있을 때 증가하거나 감소하는 미량 원소를 파악해 진단 여부를 결정한다.
- 불균형을 이루거나 결핍된 요소를 파악한 뒤 질병의 변화를 추적하고 통제한다.
- 균형을 맞추기 위해 치료제(보충제 혹은 길항제)를 처방한다.

또한 노화나 남성 갱년기를 효과적으로 극복하는 음식과 영양제 섭취를 추천하며 생활방식의 변화에 대해 조언한다.

3장

아침에는
삶은 달걀을 먹어라

"우리가 먹는 것이 곧 우리 자신이다." 장 트레몰리에르 교수의 이 명언을 기억해라. 건강을 유지하기 위해서는 트레몰리에르 교수의 말처럼 '조금씩 골고루' 먹으며 균형 잡힌 식사를 해야 한다.

우리는 이 명언에 한마디를 더하겠다. "조금씩 골고루 먹어야 하지만 아무거나 먹어서는 안 된다." 어떤 음식은 영양학적으로 노화예방에 효과적이지만 반대로 최대한 피해야 할 음식들도 있기 때문이다.

이제 본격적으로 어떤 음식을 먹어야 좋은지 알아볼 것이다. 동물성 단백질(고기, 생선, 달걀 등)과 식물성 단백질(유지류, 콩류, 채소),

지질(유지류, 오일, 버터 등)과 탄수화물(과일, 전분, 설탕 등) 중에서 구체적으로 어떤 것이 몸에 좋은지 파악하려고 한다. 탄수화물의 경우 지금까지 우리가 생각했던 것보다 훨씬 더 복잡하다. 최근 몇 년간 이루어진 연구에 따르면 '다당류'와 '단당류'의 개념이 너무 구시대적이라고 밝혀졌기 때문이다.

유용한 단백질

단백질은 신체를 구성하고 재생하는 데 도움을 주는 중요한 영양소다. 신체의 세포와 조직은 단백질로 이루어져 있다. 그러므로 음식을 통해 필요한 만큼 충분히 섭취해야 하지만 또 너무 많이 먹어서는 안 된다.

단백질은 포만감을 느끼게 한다. 1일 열량의 15~30% 정도의 단백질이 함유되어 있다면 단백질이 충분한 음식이다. 단백질이 충분히 함유된 음식을 먹으면 날씬한 몸을 유지하는 데 도움이 된다. 이는 수많은 연구 결과 알려진 내용이다.

프랑스에서 단백질은 대부분 육류나 생선, 갑각류, 해산물과 달걀을 통해 섭취한다. 동물 내장은 훌륭한 단백질의 원천이긴 하지만 요즘에는 예전처럼 많이 먹지 않는다.

가급적 자연에서 잡아왔거나 친환경적인 방법으로 사육한 동물의 고기를 우선적으로 먹는 것이 좋다. 다시 말해 인간이 일부러 동물에게 주려고 만든 '사료'가 아닌 '자연'에서 나는 것을 먹고 자란 동물이 좋다.

- 고기 풀을 먹고 자란 소, 식물 뿌리와 벌레, 곤충, 곡물, 잎 등을 먹은 닭과 오리, 돼지가 좋다. 여러분의 식탁에 올라올 고기가 질 좋은 것을 먹고 자랐는지는 매우 중요한 문제다. 또 오염물질에 최대한 덜 노출되었는지도 중요하다. 무엇보다도 유기농으로 기른 단백질원을 우선 선택할 필요가 있다. 소시지류는 나트륨과 설탕을 다량 함유하고 발암물질인 아질산염이 들어 있어 가급적 적게 먹는 것이 좋다. 연구 결과, 다량의 소시지 섭취와 소화계의 암 발병 위험 간에 큰 관련이 있다는 것이 밝혀졌다.

- 생선 양식보다 자연산을 먹는 것이 좋다. 양식 생선은 많은 항생제와 살충제를 함유한다. 자연산에도 중금속(수은), 폴리염화바이페닐 같은 오염물질이 들어 있을 수는 있지만 그 양은 많지 않다. 크기가 작은 생선을 우선적으로 섭취하고 참치, 고

래, 황새치와 같은 몸집이 큰 생선은 피하는 것이 좋다. 몸집
이 큰 상위 포식자일수록 수은을 많이 함유하기 때문이다.

• 식물성 단백질 식물성 단백질은 특히 렌틸콩, 완두콩, 강낭콩 같
은 콩류를 통해 섭취하는 것이 좋다. 식물성 단백질로 매일 우
리 몸에 필요한 총 단백질량의 3분의 1을 섭취할 수 있다. 콩
을 좋아하거나 특히 채식주의자라면 콩류와 더불어 쌀, 밀가
루 음식과 같은 곡물을 함께 먹는 것을 추천한다. 이렇게 하면
인체가 필요로 하는 필수 아미노산을 모두 섭취할 수 있다.

- 주의 단백질은 인체를 산성화한다(p.111~112 참고). 이렇게 산화하는
특성을 보완할 수 있는 가장 좋은 방법은 단백질 음식을 먹을
때 인체를 염기화하는 채소를 함께 섭취하는 것이다.

식단 구성은 어떻게 할까?

단백질 위주의 식단을 구성한다. 매끼 식사에는 단백질원이 포
함되어야 한다. 많은 사람들이 나이가 들면서 단백질을 더 적게 섭
취하는 경향이 있다. 하지만 그건 잘못된 일이다. 단백질은 근육을
구성하는 데 반드시 필요한 영양소다. 나이가 들면 근육을 점점 잃
어버리게 되는데 신체에 단백질이 부족하면 근육감소증의 위험이

있기 때문이다. 채식주의자일 경우 달걀이나 호두, 유지류, 콩류 등을 섭취해 단백질 결핍을 막을 수 있다.

섭취 기준

내 식단에 단백질이 충분한지 어떻게 알 수 있을까? 여러분이 먹는 고기나 생선이 자신의 손바닥 크기 정도면 된다. 달걀은 손으로 쥘 수 있을 만큼의 개수, 일반적으로 2~3개면 충분하다. 콩류 같은 식물성 단백질도 손바닥에 올려놓을 수 있을 만큼 먹으면 된다.

고기를 먹을까, 생선을 먹을까?

소고기는 일주일에 1~2번만 먹는 것이 좋다. 소고기를 그 이상 많이 먹으면 철분과 아라키돈산이라고 부르는 불포화 지방을 너무 많이 섭취하게 되기 때문이다. 아라키돈산은 지방산 오메가6군에 속하며 여러 음식에 이미 지나치게 많이 들어 있다. 소고기를 너무 많이 먹으면 염증을 일으킬 위험이 높아져 암과 뇌졸중의 원인이 될 수 있다. 그러면 고기를 먹지 않는 날에는 생선을 먹으면 되지 않겠냐고 생각할 수 있지만 생선 역시 일주일에 3번 이상은 먹지 않는 게 좋다. 생선에 오염물질이 함유된 경우가 종종 있기 때문이다. 달걀도 꾸준히 먹으면 좋은데 특히 아침에는 삶은 달걀

이나 수란이 좋다. 또한 유기농 달걀을 추천한다. 일반적으로 유기
농 달걀에는 필수지방산의 균형이 잘 맞춰져 있기 때문이다.

> – 주의 단백질량에 관한 권고를 잘 따르기 바란다. 물론 단백질은 충
> 분히 섭취해야 하지만 지나치게 많이 먹어서도 안 된다. 언제
> 나 그렇듯 지나치면 몸에 좋지 않다. 과도한 단백질 섭취는 일
> 부 장기, 특히 신장의 조기 노화를 불러올 수 있다.

구이

고기나 생선을 구울 때는 잘 살피면서 요리해야 한다. 너무 고
온으로 요리하면 단백질이 상하고 구조가 변해 독성 혼합물이나
노화를 악화화는 물질이 생길 수 있다. 삶기, 중탕, 저온에 찌기, 종
이에 말아 굽기(알루미늄 포일은 피하는 것이 좋다) 등의 방법으로 조리
하는 것을 추천한다.

알고 있나요?

동물성 단백질 1kg은 곡물 1kg보다 100배나 더 많은 물을 필요
로 한다.

소고기 1kg을 얻으려면 곡물 13kg과 건초 30kg이 필요하다.

건초 100kg을 만들려면 물 10만ℓ가 필요하고, 곡물 4kg을 얻으려면 물 5,400ℓ가 필요하다.

따라서 소고기 1kg을 얻으려면 물 20만ℓ가 필요하다.

비교해보면 닭고기 1kg을 얻으려면 곡물 2.3kg과 물 3,500ℓ가 필요하다.

좋은 지방

지방은 식물과 채소, 유지류, 오일, 동물성 식품에 함유되어 있다. 지방은 훌륭한 에너지원이고 염증을 가라앉히며 혈액을 응고시킨다. 또한 새로운 호르몬을 생성하고 세포와 조직의 생명 유지에 도움을 준다.

나이가 있는 남성과 여성들이 살을 뺄 생각에 지방 섭취를 피하거나 현저히 줄이는 경우를 종종 본다. 이것은 좋은 전략이라고 할 수 없다. 그 이유로 다음의 3가지를 들 수 있다.

• 우선, 지방 섭취와 체중은 아무 관련이 없다. 오히려 지방 섭취를 줄이면 우리 몸은 쌀이나 밀가루 같은 탄수화물 섭취를

늘려 지방질로 변형시키려는 경향이 있다.

- 지방을 섭취하지 않으면 일부 필수지방산이 결핍되어 몇 년 후에는 만성 질환으로 발전해 돌이킬 수 없는 일이 생길 수 있다.

- 마지막으로 지방은 음식의 맛을 좋게 하고 포만감을 준다. 한 끼 식사에서 지방을 만족스러울 만큼 섭취하지 못하면 '간식 거리'를 찾는 습관이 생겨 오히려 체중이 늘게 된다.

어떤 지방을 섭취해야 할까?

불포화지방

올리브 오일, 마카다미아 너트, 헤이즐넛, 아보카도에 많이 들어 있다. 음식을 통해 섭취하는 지방의 대부분이 이에 해당한다. 불포화지방은 심혈관계 건강을 유지하고 당뇨를 예방하는 데 도움을 준다. 열에 안정적이어서 구이 요리에 사용하면 좋다. 이때 180℃가 넘지 않는 온도에서 요리하는 것을 추천한다.

포화지방

동물성 식품, 버터, 치즈, 팜유 그리고 코코넛 오일, 대추야자 오일 같은 열대성 오일에 많이 함유되어 있다. 포화지방은 대개 나쁜 지방으로 인식된다. 콜레스테롤 수치를 높여 혈관을 막고 고혈압을 비롯해 뇌졸중, 심근경색 같은 심혈관계 질환을 유발하기 때문이다. 하지만 콜레스테롤을 줄이려고 노력할 필요는 없다. 콜레스테롤은 모든 스테로이드 호르몬의 전구체이며, 결핍되면 알츠하이머로 이어질 수도 있기 때문이다.

같은 포화지방산이라도 단사슬 포화지방산과 중간사슬 포화지방산 그리고 긴사슬 포화지방산으로 구분해야 한다. 버터 등의 단사슬 포화지방산과 코코넛 오일 같은 중간사슬 포화지방산은 적은 양만 섭취하면 건강에 큰 문제를 일으키지 않는다. 하지만 대추야자 오일의 지방산(팔미트산) 같은 긴사슬 포화지방산은 훨씬 더 위험할 수 있다.

그렇다고 대추야자 오일이 페스트 병균이라도 되는 것처럼 피해야 할까? 아니다. 대추야자 오일에 팔미트산이 함유되어 있는 것은 사실이지만 팔미트산의 대부분은 이미 인체 내에 있다. 탄수화물을 통해 팔미트산을 만들어내는 것은 바로 우리 자신이기도 하다. 게다가 대추야자 오일에는 항산화제라고 부르는 귀중한 물질이 풍부하게 함유되어 있다. 카로틴과 비타민E의 일종인 토코트리에놀이 그것이다. 마지막으로 가장 중요한 점은 대추야자 오일과 코코넛 오일은 올리브유보다도 훨씬 더 열에 안정적이라는 점이다. 그러므로 고온에서 요리할 때 특히 좋다.

이러한 이유로 포화지방은 다른 음식과 함께 조금씩 섭취해야 한다. 빵에 버터를 약간 바른다든지, 아침에만 먹는다든지, 닭고기 요리에 코코넛 오일을 약간 넣는다든지 하는 식으로 말이다.

피해야 할 것은 바로 인스턴트식품이다. 여기에는 특히 '수소화 지방'이 들어 있다. 이 때문에 지방이 그 유명한 '트랜스지방'으로 변형된다. 트랜스지방은 비만과 당뇨, 암을 야기한다.

다가 불포화지방

오메가6군의 다가 불포화지방산인 리놀레산과 오메가3군의 다가 불포화지방산인 알파 리놀레산, 이 2가지는 인체에서 생성되지 않아 반드시 음식을 통해 섭취해야 하기 때문에 '필수지방산'이라고 불린다. 리놀레산과 알파 리놀레산에서는 오메가6와 오메가3 지방산이 합성된다. 단, 효소 시스템이 원활하게 작동해야 하는데 50대에 접어들면 그러지 못한 경우도 생긴다.

오메가6는 대부분 음식으로 섭취하게 된다. 가정식을 비롯해 식당 음식, 조리식품을 통해 먹는 많은 지방질에 오메가6가 다량 함유되어 있기 때문이다. 해바라기유나 옥수수유, 포도씨유 등이 그렇다. 또 오메가6는 곡물에 많이 함유되어 있다. 우리는 대부분

빵이나 과자 등을 자주 먹기 때문에 오메가6를 많이 섭취한다. 사육한 동물도 곡물을 먹고 자라기 때문에 우리가 먹는 고기에도 오메가6가 함유되어 있다. 오메가6를 너무 많이 섭취하면 염증이 생기고 혈액 응고가 원활하지 않을 수 있다.

긴사슬 오메가3 지방산 중에는 EPA와 DHA가 가장 잘 알려져 있다. 연구 결과 EPA와 DHA는 소염제 역할과 더불어 심혈관계, 신경계 관련 질병을 예방한다는 흥미로운 사실이 밝혀졌다. EPA와 DHA는 체내에서 알파 리놀레산이 전환되어 만들어진다. 알파 리놀레산은 호두, 아마인, 유채씨유, 동백기름에 다량 함유되어 있다.

오메가3는 차가운 바닷물에 사는 해조류에도 많다. 해초는 동물성 플랑크톤이 섭취하고, 동물성 플랑크톤은 물고기가 먹는다. 이런 먹이사슬을 통해 오메가3는 차가운 바다의 연어, 고등어, 정어리, 청어 같은 '등푸른 생선'에게로 이어진다. 따라서 등푸른 생선에는 EPA와 DHA가 풍부하다.

DHA는 가장 주요한 오메가3로, 우리 뇌의 구성 물질이다. 뇌에서 몸 아래쪽으로 내려갈수록 DHA의 비중이 점점 줄어든다. 오메가6와 오메가3는 대사될 때 같은 효소를 사용하는데 이는 두 오메가군 사이에 경쟁을 불러일으킨다. 두 오메가군 모두 음식을 통해 섭취하며, 실제로 사람들은 오메가3보다 오메가6를 더 많이 먹는 경향이 있다. 그래서 일반적으로 EPA와 DHA가 부족하다. 등푸른 생선, 방목해서 기른 닭이 낳은 달걀, 아마인 등을 많이 먹으면 충분한 양의 EPA와 DHA를 얻을 수 있다.

현황

선진국에서는 오메가6/오메가3의 비율이 너무 높게 나타난다. 이 수치가 4를 넘으면 안 되는데 프랑스에서는 15에 이른다. 균형을 맞추기 위해서는 유채씨유처럼 좋은 기름을 선택하고 기름진 생선은 일주일에 2~3번만 먹는 것이 좋다. 유채씨유는 올리브유와 함께 먹을 수 있다. 소고기에는 아라키돈산과 염증성 오메가6 지방산이 다량으로 함유되어 있어서 너무 많이 먹지 않는 것이 좋다. 일주일에 1~2번이면 충분하다.

등푸른 생선을 먹지 않는 사람들에게는 저녁 식사 때 피시오일 캡슐을 먹도록 권하고 있지만 먼저 혈액 검사부터 받는 것이 좋다. 가장 좋은 방법은 자신에게 맞는 검사를 정확히 실시하기 위해 사전에 오메가3 비율을 측정하는 것이다.

섭취 기준

끼니때마다 유채씨유(혹은 견과류), 올리브유, 코코넛 오일을 한

스푼씩 먹는다.

올리브와 호두, 마카다미아 너트를 하루에 3번씩, 한 번에 1~2줌 먹는다.

추가적으로 아보카도 반개 혹은 1개를 일주일에 3~5회 먹는다.

좋은 탄수화물

탄수화물은 쌀, 밀가루 음식, 감자, 빵, 당, 콩류로 나눌 수 있다.

이 음식들은 일단 소화가 되면 포도당으로 분해되어 혈액 내로 들어간다. 오랫동안 탄수화물의 구조에 따라 당분이 혈액 내로 들어가는 속도가 달라진다고 잘못 알려져 왔다. 다시 말해 '복합 당류'나 쌀, 밀가루, 감자, 곡물, 빵 등의 '다당류'는 혈액에 천천히 흡수되어 혈당에 조금밖에 영향을 미치지 않고, '단당류'나 설탕, 과당 같은 '이당류'는 혈액에 빠르게 흡수되어 큰 영향을 준다고 믿어왔다. 하지만 1980년대 이후 전혀 그렇지 않다는 사실이 밝혀졌다.

실제로 탄수화물이 건강에 미치는 영향을 알기 위해서는 탄수화물을 혈당지수(GI)에 따라 나눠야 한다. 다시 말해 혈당 수치를

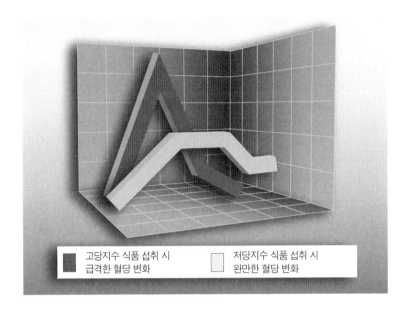

고당지수 식품 섭취 시
급격한 혈당 변화

저당지수 식품 섭취 시
완만한 혈당 변화

높이는 정도에 따라 탄수화물을 분류하는 것이다. 탄수화물 중에서 혈당을 급격하게 높이는 음식은 고당지수 식품이고, 거의 영향을 미치지 않는 음식은 저당지수 식품이다. 중간에 해당하는 것은 중당지수 식품이라고 부른다.

혈당지수가 55 이하인 경우 저당지수 식품, 56에서 69 사이면 중당지수 식품, 70 이상이면 고당지수 식품이다. 포도당 혹은 흰빵의 혈당지수 100을 기준으로 삼는다.

고당지수(≥70)
중당지수(56~69)
저당지수(≤55)

왜 혈당지수가 중요한 기준이 될까?

흔히 혈당이 높은 음식을 먹을수록 배가 나온다고 알려져 있다. 왜 그럴까?

음식을 통해 체내로 들어온 포도당은 혈액 내에 도달하고, 췌장에서는 인슐린을 분비한다. 이때 인슐린의 양은 혈액 내 포도당을 정상 수준으로 내리는 데 필요한 양과 정확히 일치한다. 고당지수 음식 위주의 식사를 일상적으로 하는 경우 인슐린을 지나치게 많이 분비해야 하는 상태가 되어 몸이 고장 나기 시작한다. 혈당을 정상으로 돌리기 위해 갑자기 다량 분비된 인슐린은 지방이 아닌 탄수화물을 에너지로 사용한다. 에너지로 연소되지 못한 지방은 특히 허리 주변에 축적되고 혈액에도 쌓인다.

한편 혈당은 높이 치솟았다가 기본 수치보다 낮게, 급격히 떨어지면서 저혈당 상태를 초래한다. 그러면 허기가 져서 다시 먹기 시작하는데 이때 인체는 우리가 고당지수 식품을 더 많이 먹도록 유도하고 자극한다. 혈당과 인슐린 수치가 만성적으로 높아지면 당뇨병의 위험이 증가한다. 또한 고당지수 식품은 테스토스테론의 자연적인 분비를 방해해 염증을 일으키고 면역체계에 불균형을 야기한다. 따라서 탄수화물, 단백질, 지질이 균형을 이루는 중당지수 음식 위주로 식단을 꾸리는 게 가장 이상적이다.

다음 페이지에 우리가 평소 자주 먹는 음식들의 혈당지수를 표로 정리했다.

혈당지수와 음식

고당지수(≥70)	중당지수(56~69)	저당지수(≤55)
과일		
대추야자 103	신선한 살구 57 멜론 67 체리 63 파파야 56 잘 익은 바나나 65 말린 무화과 61 건포도 64 파인애플 59 살구 시럽 64 복숭아 시럽 58	신선한 사과 38 말린 살구 30 자몽 25 포도 53 너무 익지 않은 바나나 52 키위 53 배 38 오렌지 42 무설탕 사과주스 44 무설탕 자몽주스 48 과즙100% 오렌지주스 50 토마토주스 38
견과류		
		피칸 10 캐슈너트 22 소금을 첨가한 구운 땅콩 14
채소		
		모든 채소는 저당지수 혹은 초저당지수(≤15) 식품임 생 당근 16 익힌 당근 47
콩류		
		완두콩 41 삶은 렌즈콩(초록빛) 48 붉은 렌즈콩 26 통조림 렌즈콩 48 삶은 병아리콩 28
대두와 파생 식품		
		칼슘을 첨가한 두유 36 두유로 만든 과일 요거트 50 두부 42

고당지수(≥70)	중당지수(56~69)	저당지수(≤55)
감자		
오븐구이 감자 95 인스턴트 감자 퓌레 83 껍질을 벗겨 삶은 감자 78 껍질째 삶은 햇감자 78 감자튀김 82	껍질째 찐 감자 65	삶은 고구마 46 감자칩 54
곡물과 파생 식품		
흰 바게트 95 흰 바게트(60g)와 초콜릿 파이(20g) 72 흰 식빵 70 통밀 식빵 71 흰 비스킷 68 고프레 76 살구 바게트 71 켈로그 콘플레이크 77 켈로그 콘팝스 80 켈로그 라이스 크리스피 82 켈로그 스맥스 71 인스턴트 오트밀 82 라이스 크리스피 85 6분 조리 밥 87	흰 쌀밥 64 통밀빵 65 버터(10g)와 딸기잼(20g) 을 바른 흰 바게트(60g) 62 크루아상 67 초콜릿 크림 비스킷 56 전통 오트밀 59 켈로그 스페셜K 56 바스마티 쌀밥 58 뇨키 68 폴렌타 68	통곡물빵 49 퀴노아 53 버터를 약간 바른 비스킷 50 벨비타 아침 대용식 42 켈로그 올브랜 34 내추럴 뮤즐리 49 마카로니 47 버미셀리 면 35 간편 조리 스파게티 44 10분 조리 밥(블레 에블리) 50 현미 50 피자헛 슈프림 피자 36
음료		
	코카콜라 63 환타 오렌지 68 맥주 66	
설탕, 크림, 간식		
포도당 100 제과 78	흰 설탕(자당) 68 초코바 68 밀크 초콜릿 68 혼합 꿀 62 잼 66	과당 10 스니커즈 초코바 41 트윅스 44 M&M's 33 메이플시럽 54 설탕에 졸인 살구잼 55 누텔라 33

고당지수(≥70)	중당지수(56~69)	저당지수(≤55)
유제품		
	설탕이 들어간 농축 우유 61	저지방 과일 요거트 26 전지 우유 27 탈지 우유 30 아이스크림 47
소고기, 돼지고기, 해산물		
이 음식들은 탄수화물이 거의 들어 있지 않아 혈당에 영향을 미치지 않는다.		

• 출처: 《혈당지수 가이드(Guide des index glycémiques)》, 티에리 수카르(Thi-

erry Souccar), 2011.

혈당지수에 영향을 미치는 4가지

• 섬유질 함량 섬유질이 많이 들어 있을수록 혈당지수는 낮아진
다. 그래서 현미나 통밀은 혈당지수가 매우 낮다.

• 익힌 정도 많이 익힐수록 혈당지수는 높아진다. 그래서 심이
살짝 씹히는 파스타는 푹 익힌 파스타보다 혈당지수가 훨씬
낮다.

• 변형 정도 많이 가공될수록 혈당지수가 높아진다. 아침 식사용
으로 데워 먹기만 하면 되는 볶음밥, 죽 등의 조리가공식품을
예로 들 수 있다.

• 다른 혼합물이나 재료가 첨가되었을 때 채소, 오일 등을 추가하여
음식의 혈당지수를 낮출 수 있다.

피해야 할 음식

너무 센 불에 굽거나 고온에 오랜 시간 노출되면 탄수화물이 단백질과 반응한다. 이것을 마이야르 반응 혹은 당화반응이라고 한다. 이 반응이 일어나면 단백질의 질이 나빠지고, 특히 AGEs(최종당화산물 또는 후기당화산물)이라고 부르는 독성 혼합물이 만들어진다. 이는 노화를 촉진하고 당뇨의 위험을 높인다. 따라서 튀김이나 오븐에서 구운 요리는 되도록 피하는 것이 좋다.

과일과 채소

식사를 할 때는 과일과 채소, 콩류 섭취를 우선으로 해야 한다. 일반적으로 칼로리가 낮아 몸매 관리에 좋은 음식에는 섬유소, 비타민, 미네랄이 풍부하게 함유되어 있다. 또한 빨간 과일, 초록색 혹은 노란색 채소 등 색깔이 있는 과일이나 채소에는 항산화제가 많이 들어 있다.

- 과일 사과, 딸기, 바나나, 복숭아, 배, 오렌지, 수박, 포도, 파인애플, 자두, 키위, 살구, 체리, 멜론, 망고, 오디, 파파야, 무화과

같은 과일이 몸에 좋다. 가장 좋은 방법은 17시간마다 과일을 먹는 것이다. 그때쯤 되면 우리 몸에 코르티솔과 세로토닌 수치가 가장 낮아진다. 세로토닌은 장내에 있는 아미노산인 트립토판에서 만들어진다. 인슐린은 트립토판이 쉽게 흡수되도록 돕는데 인슐린을 조금이라도 분비하려면 당분이 필요하다. 그리고 당분 섭취는 과일을 통해서 하는 게 가장 이상적이다. 17시간마다 당분을 섭취해야 그만큼의 세로토닌이 멜라토닌을 만드는 데 사용된다. 멜라토닌은 잠자리에 누웠을 때 잠이 잘 들게 해주는 호르몬이다.

- 채소 당근, 브로콜리, 양배추, 오이, 토마토, 시금치, 양파, 마늘, 무, 상추, 고추, 셀러리, 고구마 등

과일주스와 채소주스는 각각 장점이 있다. 레몬주스는 간에 좋고 배주스는 전립선에 좋으며 포도주스는 긴장을 풀어주고 숙면을 취하는 데 도움을 준다. 당근주스는 피부에 좋으며 토마토주스는 성욕을 높여준다. 과일주스의 효과를 최대한 끌어올릴 수 있는 가장 좋은 방법은 돌아가면서 골고루 먹는 것이다.

무엇보다도 과일은 항상 통째로 먹는 습관을 들이는 것을 추천한다. 최근 연구 결과 일반 과일주스는 당뇨 위험을 2~15% 높이

는 반면, 같은 과일이라도 통과일에서 짠 주스를 마시면 당뇨 위험을 15% 낮출 수 있는 것으로 나타났다.

섭취 기준

과일, 채소(감자 제외), 콩, 버섯을 하루에 5~12번으로 나누어 먹는다.

- 채소는 끼니때마다 본인이 먹는 음식의 절반 또는 4분의 3가량 섭취해야 한다.
- 과일은 하루에 2~3개, 아침 식사 전후에 먹는다.

산성 음식을 주의할 것

신체를 최적의 상태로 유지하기 위해서는 몸 안의 산성도를 최소한으로 제한해야 한다. 몸이 지속적으로 산성에 가까워지면 만성 산 중독이 되고, 그러면 골다공증과 근육 손실, 조기 노화의 위험이 높아진다. 따라서 산성 음식을 과도하게 먹지 않도록 주의한다. 산성과 알칼리성이 몸 안에서 균형을 이루도록 음식을 잘 선택해야 한다.

- 유제품, 고기, 생선, 곡물, 치즈 등 산성 식품은 너무 많이 먹지 않도록 한다.
- 과일과 채소 등 알칼리성 식품을 많이 섭취한다.

비타민, 미네랄, 미량 원소

비타민A

비타민A는 테스토스테론 생성과 밀접한 관련이 있다. 비타민A 수치가 낮으면 테스토스테론 분비가 줄어든다. 비타민A는 고기, 생선, 유제품, 달걀, 치즈, 버터, 동물의 간 등에 많이 들어 있다. 우리 몸 안에서 비타민A와 채소에 들어 있는 카로틴이 서로 합성되기도 한다. 카로틴 중에서 '베타카로틴'은 가장 중요한 프로비타민A이다.

- 어떤 음식에 들어 있을까?

베타카로틴은 당근, 시금치 같은 녹황색 채소와 김, 미역 등 해조류에 많이 들어 있다. 고구마, 망고, 살구에도 많다. 남성 갱년기에는 비타민A보다 베타카로틴이 더 효과적이다. 왜냐하면 비타민A는 점막을 해치는 위험 요인이 될 수 있고 폐암, 대장암 같은 암을 유발할 수도 있기 때문이다.

비타민C

비타민C는 강력한 항산화제로 알려져 있지만 그게 전부는 아니다. 피로 회복에도 효과적이고, 특히 피부에 좋은데 표피를 유연하게 해주는 콜라겐을 합성하기 때문이다. 또 비타민E, 글루타티온과 상호작용하여 관절에 산화된 지질이 쌓이지 않게 해준다. 이렇게 비타민C는 매우 중요한 역할을 하며 스트레스가 쌓일 때 부신샘에서 비타민C를 다량 소비한다.

• 어떤 음식에 들어 있을까?

신선한 과일, 그중에서도 파인애플, 망고, 키위, 파파야에 많고 양배추, 고추, 파슬리 등 채소에도 많이 들어 있다.

비타민E

비타민E는 자외선의 위험으로부터 피부를 보호한다. 주요 피부 보호막 중 하나인 항산화막을 튼튼히 하며 잔주름을 줄이고 노화를 늦춰준다.

• 어떤 음식에 들어 있을까?

호두 같은 견과류와 식물성 오일에 다량 함유되어 있다.

철분

빈혈 예방에 뛰어난 영양소로 적혈구 내의 헤모글로빈을 형성한다.

• 어떤 음식에 들어 있을까?

소고기, 대두와 렌틸콩 등 콩류, 시금치, 토마토, 체리, 브로콜리, 감자, 달걀노른자, 미역, 아몬드 및 견과류, 동물의 간 같은 식품에 많이 함유되어 있다. 권장 섭취량은 하루 20~30mg이다.

아연

미량 원소의 일종으로 신체에서 탁월하게 기능한다. 남성의 성기를 자극하고 피부를 건강하게 하며 손톱, 머리카락 같은 표피성 기관을 활성화한다. 면역시스템의 필수 요소로 면역력을 높이며 다양한 효소로서 기능한다. 일부 유전자의 수명에 필수적이다. 아연은 과도한 산화성 스트레스에 저항하는 데 매우 유용하다. 왜냐하면 SOD(초과 산화물 불균등화 효소)라고 불리는 해독 효소가 아연을 다량으로 소비하기 때문이다. 아연은 DNA에 유일하게 포함된 금속이며 정액에도 다량 함유되어 있다. 셀레늄과 함께 강력한 항산화제 역할을 한다.

• 어떤 음식에 들어 있을까?

생선, 굴, 고기, 통곡물에 함유되어 있다. 하루에 약 25mg을 섭취해야 한다.

셀레늄

세포막 보호, 갑상샘 호르몬 활성화, 소변 내 중금속 및 독소 제거 등 다양한 역할을 수행하는 항산화제다. 또한 글루타티온과 주요 해독 효소들의 기능에 꼭 필요하다.

• 어떤 음식에 들어 있을까?

통곡물, 버섯, 씨앗, 과일과 채소 등에 함유되어 있다. 하루에 75~100㎍(마이크로그램)이면 충분하다.

크롬

당분과 지방의 신진대사에 꼭 필요하다.

• 어떤 음식에 들어 있을까?

달걀, 맥주 효모, 동물의 간에 들어 있다. 권장 섭취량은 하루 125㎍이다.

칼슘

뼈 형성에 반드시 필요하다. 유제품에 다량 함유되어 있다. 하지만 산성이기 때문에 배추처럼 식물성 칼슘원을 통해 먹는 것을 권장한다. 예를 들어 우유 1잔(240g)에는 칼슘 300mg이 들어 있고 그중 32%가 흡수된다. 이 중에서도 순수 칼슘만 따지면 100mg이 채 되지 않는다. 이에 비해 배추는 더 적은 양을 섭취해도 같은 양의 칼슘을 흡수할 수 있다. 혹은 미네랄워터를 2컵 반 정도 마시면 된다.

하루에 칼슘이 함유된 미네랄워터 1ℓ, 정어리 약간, 배추 약간을 먹으면 우유를 전혀 마시지 않아도 900mg 이상의 칼슘을 섭취할 수 있다. 칼슘의 1일 권장 섭취량은 성인의 경우 약 900mg, 65세 이상 남성은 1~1.2g이다.

최근 연구 결과에 따르면 남성 갱년기 이후 칼슘을 단독으로 섭취할 때 칼슘이 동맥에 쌓인다는 사실이 밝혀졌다. 이런 위험을 피하기 위해서 비타민D와 함께 섭취하는 것을 권장한다.

인

뼈의 중요한 구성 요소이다.

• 어떤 음식에 들어 있을까?

견과류, 생선 등에 풍부하며 1일 권장 섭취량은 800~1,400mg이다.

마그네슘

스트레스를 완화하고 피로 회복에 결정적인 역할을 하는 미네랄이다. 수많은 신체 반응에 관여하는데 주로 신경의 정보 전달을 돕고 근육을 강화한다.

• 어떤 음식에 들어 있을까?

카카오가 70% 이상 함유된 다크초콜릿과 호두, 아몬드, 잣, 브라질너트 등 견과류와 말린 과일, 시금치, 대두가 가장 좋고 마그네슘이 많이 함유된 미네랄워터도 추천한다. 남성의 경우 1일 권장 섭취량은 400mg이다.

포타슘(칼륨)

단백질과 탄수화물의 신진대사에 개입한다. 신장이 소변을 쉽게 배출하도록 돕고 심장 박동이 규칙적으로 이루어지도록 돕는다. 또한 근육의 자극 반응, 인체의 수분 함유량에 관여해 혈압에 영향을 미친다. 결과적으로 심장 질환을 예방하는 역할을 한다. 신경 임펄스의 전해질로도 쓰인다.

• 어떤 음식에 들어 있을까?

토마토, 갑각류, 다랑어와 연어 같은 생선, 마른 강낭콩, 껍질을 벗기지 않은 유기농 감자, 호박, 바나나 등이 가장 좋다. 권장 섭취량은 하루 2~5g이다. 격렬한 운동을 했다면 포타슘을 더 많이 섭취해야 한다. 포타슘이 부족할 경우 가장 빈번하게 나타나는 증상으로 근육 약화, 경련, 반사 반응 둔화, 정신 혼미, 변비, 피부 건조, 심장 질환 등이 있다.

음료

해독을 위해서는 물을 충분히 마셔야 한다. 적어도 하루에 1ℓ 반은 마시는 게 좋다. 가장 간단한 방법은 커다란 물병을 사무실 책상 위에 놓아두는 습관을 들이는 것이다. 채소주스와 과일주스를 매일 큰 잔으로 2잔씩 마시면 정기적으로 수분을 공급하고 미네랄을 섭취할 수 있다.

수분을 충분히 섭취하고 있는지 알아보려면 다음과 같은 테스트를 해보자. 팔을 가볍게 꼬집었다 놓았을 때 꼬집은 부분이 바로 제자리로 되돌아오면 괜찮은 것이다. 반면에 피부가 접힌 상태 그대로 있거나, 혀가 마르거나 혀 색깔이 평소와 다르거나, 눈이 퀭해 보인다거나 하면 다소 심각한 수분 부족 상태로 볼 수 있다. 그러면 더 지체하지 말고 빨리 물을 마셔야 한다.

매시간 정기적으로 물을 마시면 수분 부족으로 몸에 나타나는 이상 현상을 아무리 가벼운 것이라도 피할 수 있다. 유전자가 세포 기능을 제대로 수행하기 위해서도 물이 꼭 필요하다. 수분을 제때 공급해주면 세포가 노화되는 속도를 훨씬 늦출 수 있다.

어떤 물을 마실까?

수돗물 - 절제해서

수분 공급을 위해서 물론 수돗물도 마실 수 있다. 하지만 지나치게 많이 마시면 안 된다. 연구에 따르면 수돗물은 점점 더 오염되고 있다. 2008년 프랑스의 국립약학아카데미(National Academy of Medicine)는 음용이 가능하다고 표시한 물에서 약물 성분이 발견되었다고 비난했다. 실제로 프랑스는 진정제, 항생제, 항염증제 등 약품을 남발하는 세계 4대 약물 소비국이다. 이 약들은 우리가 복용한 후 소변으로 배출되어 자연으로 돌아간다. 그리고 지표수, 지하수를 거쳐 수돗물로 옮겨간다. 독일 연구원들이 강물을 샘플 채취해 분석한 결과 물에서 30~40가지 종류의 약물이 발견되었다.

이 화학적 오염은 물고기에게 악영향을 끼친다.

현재 수질 정화소에서는 약품의 매우 미세한 원자까지 걸러내지 못한다. 그 결과, 물속에 포함된 피임약 성분 때문에 수컷 물고기들이 암컷화하는 예상하지 못했던 상황이 발생했다. 피임약 성분에는 여성호르몬인 에스트로겐이 함유되어 있기 때문이다. 웃을 일이 아니다. 마찬가지로 남성들도 여성화할 위험이 있는데 그로 인해 가슴이 커진다거나 생식력이 우려할 수준으로 떨어지기도 한다.

하지만 그게 전부가 아니다. 캐나다 연구원들은 전 세계 수백만 명의 여성들이 복용하는 피임약이 소변을 통해 노폐물의 형태로 배출된다는 사실을 밝혀냈다. 그런데 이 피임약 노폐물에는 일부 여성호르몬이 함유되어 있다. 연구원들은 이를 통해 경구 피임약 섭취가 세계적으로 전립선암 발병의 증가와 깊은 연관이 있다고 밝혔다. 경구 피임약은 1980년 이후로 전 세계에 확산하는 추세다. 물론 수돗물을 통해 노출되는 약물과 호르몬의 양은 극미량이지만 인체에 오랫동안 남아 있기 때문에 심각한 유전자 변형을 일으킨다. 세포나 생리적 환경이 유전자 발현에 미치는 영향 때문에 유전자의 변형을 불러오고 각종 질병의 발병 위험을 높이는 것이다.

미네랄워터 - 취향에 따라

인체에 미네랄을 공급하기 위해서는 미네랄워터를 주의하여 선택하고 정기적으로 바꿔주는 것이 좋다. 미네랄워터라고 해서 모두 같은 양의 미네랄을 함유한 것은 아니다. ℓ당 1,500mg 이상의 미네랄이 함유된 물만 미네랄이 풍부하게 들었다고 할 수 있다.

매일 인체에 꼭 필요한 물과 필수 미네랄이 몸 밖으로 빠져나간다. 이러한 손실을 보충할 수 있는 간단하고 확실한 방법이 있다. 규칙적으로 미네랄이 풍부한 물을 마시는 것이다.

다음 내용을 참조해 필요에 따라 알맞은 미네랄워터를 선택하면 된다.

- 수분 공급을 위해 미네랄이 풍부하게 함유된 물을 선택하면 수분과 미네랄 손실을 동시에 보충할 수 있다. 추가로 신선한 과일주스와 채소즙을 마시면 좋다.
- 운동 후 회복을 위해 운동 후에는 탄산수를 마시면 갈증 해소에 좋다. 근육을 빠르게 회복시키고 운동하는 동안 땀으로 날아간 수분을 보충해준다.
- 쉽게 소화하기 위해 미네랄이 풍부하게 함유된 물을 마시면 좋다. 우리 몸은 현대적인 생활방식 때문에 많은 스트레스를 받

고 있으므로 매일 미네랄을 공급해서 신체 기능을 정상적으로 로 유지해줘야 한다.

• 살을 빼기 위해 칼슘과 마그네슘이 함유된 물을 선택하면 좋다. 수분 공급은 다이어트에 매우 중요하다. 수분을 많이 섭취해야 인체가 그만큼 우리가 먹은 음식과 노폐물 등의 배출을 더 잘할 수 있기 때문이다. 칼슘과 마그네슘이 함유된 물은 다이어트를 할 때 종종 부족해지기 쉬운 칼슘과 마그네슘을 보충해준다.

• 장 기능을 원활히 하기 위해 칼슘과 마그네슘이 풍부한 물을 선택하는 것이 좋다.

• 평소 건강을 위해 마그네슘이 함유된 물은 부족한 체내 마그네슘의 양을 자연스럽게 채워준다. 마그네슘이 부족하면 피로감이 커지고 컨디션이 나빠진다.

과일주스와 채소주스 - 마시는 습관 들이기

인체에 필요한 비타민과 미네랄을 공급하기 위해서는 유기농 채소와 과일을 골라 집에서 직접 신선한 주스로 만들어 먹는 것이 좋다. 생물학, 건강, 영양학 분야에서 세계적인 명성을 지닌 노만 W. 워커(Norman. W. Walker) 박사는 이렇게 말한다. "착즙하여 섬유소를 제거한 주스는 소화하기 쉽고 우리 몸에 더욱 빨리 흡수된다. 때로는 몇 분 만에 소화가 이루어지기 때문에 소화기 계통의 피로를 최소한으로 줄일 수 있다. 신선한 과일과 채소에서 착즙한 주스를 그대로 마시는 것은 인체의 모든 세포와 조직에 기본적으로 필요한 영양소와 효소를 지체 없이 흡수하고 소화시킬 수 있는 유일한 방법이다."

잘 익은 유기농 과일로 만든 주스는 인체를 깨끗하게 해준다. 채소주스는 신체의 기능을 구성하고 강화하는 역할을 한다. 채소주스에는 인체에 꼭 필요한 아미노산과 미네랄, 효소, 비타민이 함유되어 있다. 단, 신선한 채소에 첨가물을 넣지 말고 있는 그대로 먹어야 한다.

• 과일, 채소주스는 하루에 얼마나 마셔야 할까?

습관이 되어 있지 않다면 아침에 신선한 과일주스 1잔, 저녁에 신선한 채소주스 1잔으로 시작해보자. 그리고 어떤 결과가 나타나는지 보면서 양을 늘려나가자. 중요한 것은 신선한 과일주스나 채소주스를 하루에 0.5~1ℓ는 마셔야 눈에 띄는 결과를 얻을 수 있다는 사실이다.

술 - 가끔

좋은 술 한 잔은 오히려 약이 된다.

'왜 프랑스인들은 영국인들과 평균적인 칼로리 섭취량은 같은데 심혈관계 질환으로 인한 사망률은 훨씬 낮을까?' 그 이유 중 하나는 프랑스인들이 전통적으로 즐겨 먹는 지중해식 식단 덕분이다. 영국인들과 달리 프랑스인들은 와인, 특히 레드 와인을 정기적으로 마신다. 이때 와인에 들어 있는, '폴리페놀'이 동맥을 보호하는 역할을 한다.

물론 와인도 지나치게 많이 마시면 안 된다. 하루에 1~2잔 정도가 딱 좋다. 그보다 마시면 와인도 다른 술과 마찬가지로 인체에 해가 된다. 술을 과도하게 마시면 자유라디칼이 너무 많이 생성되어 DNA를 변형시키고 노화를 가속화한다. 또 요즘 와인에는 황산이 많이 함유되어 있다.

건강 면에서 지나친 음주는 여러 질병의 원인이 된다. 심혈관계 질환, 신경계 질환, 간 질환, 암 등을 유발할 수 있다. 게다가 술은 사람을 폭력적으로 만들고 멜라토닌 분비를 막아 숙면을 방해한다. 과음은 자신에 대한 통제 능력을 상실하게 하여 치명적인 교통사고로 이어지는 등 여러 문제를 야기한다.

술은 우리의 외모에도 악영향을 끼친다. 음주는 코에 만성 피지

선 염증과 눈 아래 부종이 생길 위험을 높인다. 또 남성의 경우 가
슴이 발달하는 유방비대증이 생길 우려가 있다.

결론적으로 술은 지나치게 많이 마시면 안 되지만 가끔 마시는
것은 괜찮다.

독성 물질을 피하라

현대사회에서 화학 물질은 일상에서 피하기 어려울
정도로 흔하다. 주변에서 쉽게 접할 수 있는 물건만 하더라도 우리
에게 매우 생소한 화학 물질이 적어도 50여 가지는 포함되어 있다.

살충제, 인스턴트식품, 디퓨저와 같은 인공 향, 청소용품, 실내
를 장식하는 직물, 가구 등을 통해 잠재적인 독성 물질 분자가 퍼
져 나가기 때문에 주의하지 않으면 인체로 들어갈 수 있다. 이러한
오염물질은 호흡기나 소화기, 피부를 통해 우리 몸에 흡수된다.

바비큐나 튀김 같은 음식을 조리하는 과정에서도 AGE 같은
독성 물질이 생길 수 있다(p.109 참고).

주요 독성 물질

프탈레이트

플라스틱 가공제와 마찬가지로 프탈레이트의 대부분은 폴리염화비닐(PVC)이나 그 밖의 재료에 들어 있다. 음식 포장재, 접착제, 화장품, 의약품, 장난감 등 실생활에서 볼 수 있는 많은 물건에 포함되어 있다.

- 건강에 미치는 영향 태아의 생식기 기형 등 생식 능력에 부정적인 영향을 끼친다. 연구 결과 프탈레이트는 고환의 테스토스테론 분비를 현저히 감소시키는 것으로 나타났다.

비스페놀A(BPA)

이 혼합물은 플라스틱 물건에 많이 들어 있다. 특히 물병, 음료수 캔이나 통조림 내부에 바르는 합성수지 등에 50여년 전부터 사용되었다.

- 건강에 미치는 영향 비스페놀A는 '유사 에스트로겐'이라고 불리는 내분비 교란물질이다. 인체에서 자연적으로 합성된 호르몬인 에스트로겐의 활동을 모방할 수 있다. 미량의 비스페놀A는 신경과 면역 재생 시스템에 부정적인 영향을 끼친다.

폴리염화바이페닐(PCB)

폴리염화바이페닐은 오래전부터 전기 변압기를 만들 때 윤활제, 절연체 등으로 사용되어왔다. 또한 오일, 페인트, 잉크, 종이, 접착제, 플라스틱 제품 제조 시 첨가물로 사용된 분자다. 폴리염화바이페닐은 1970년대에 사용이 금지되었지만 오늘날에도 강물에 그 성분이 남아 있을 정도로 독성이 강하다. 이로 인해 오염된 물은 그곳에 사는 물고기와 그 물고기를 먹는 인간을 오염시킨다. 사람은 주로 음식을 통해 폴리염화바이페닐에 오염되는데 특히 생선, 갑각류, 우유, 유제품, 달걀 등 지방질이 많은 음식에 함유되어 있을 가능성이 높다. 최근의 연구에 따르면 폴리염화바이페닐은 테스토스테론 수치를 감소시켜 남성 갱년기의 진행을 앞당기며 관련 증상들을 악화시키는 것으로 나타났다.

담배

최대한 건강을 유지하고 젊어 보이고 싶다면 담배 피우는 습관만은 반드시 버려야 한다. 담배 연기는 자유라디칼을 다량 방출해 노화를 앞당기고 남성 갱년기 증상을 현저히 악화시킨다.

독성 물질 감염을 예방하는 10가지 수칙

①캔 바닥 필름에 비스페놀A를 사용한 통조림을 피하고 유리 병 제품을 이용하라. 2015년부터 식품 저장 용도로 사용하는 비스페놀은 모두 폐기하기로 했다.

②음식을 조리하거나 저장할 때 유리병, 스테인리스 프라이팬 같은 불활성 물질을 사용하라.

③페인트, 접착제, 바니시, 카펫에서 나온 포름알데히드, 리놀륨, 가공 목재, 살충제 및 가축용 해충 방제 등의 휘발성 유기 화합물을 피하라. 이러한 물질들은 테스토스테론 생성을 감소시킨다. 카펫이나 리놀륨보다는 타일이나 마룻바닥이 낫다.

④오존 노출을 최소화하라. 복사기나 휘황찬란한 네온사인 근처에는 오존이 많이 형성되므로 근처에 장시간 머무는 것은 피해야 한다.

⑤고온에서 요리하면 오염물질에 노출되기 쉽다. 요리를 할 때는 되도록 찌거나 삶는 조리법을 선택한다.

⑥실내에서 향수나 디퓨저, 향초 등 인공적인 향이 강한 제품을 사용하지 않는다.

⑦세제를 포함해 청소용 합성제품의 사용을 제한하는 것이 좋다. 대기 중으로 염소 반응 물질을 방출하는 염소화 제품은

산소에서 파생되는 산소화합물보다 독성이 훨씬 강하다. 세제 대신 비누와 식초를 사용하는 것이 건강에 좋다. 얼룩이 심한 빨래는 표백제를 사용하면 된다.

⑧ 바비큐 등 음식의 조리 과정에서 발생하는 연기와 생체 분자는 인체에 해를 끼친다. 무기질에서 나오는 먼지, 섬유와 입자도 피하도록 한다.

⑨ 담배 연기는 당연히 피해야 한다. 담배 연기에는 일산화탄소, 포름알데히드, 카드뮴, 페놀, 수소시안화물 등 심각한 발암물질이 포함되어 있다.

⑩ 휴대폰을 장시간 사용하는 것도 좋지 않다. 휴대폰이나 태블릿 PC와 같은 전자기기를 잠자리에 가까이 두고 자는 것도 피해야 한다.

프랑스에서는 매년 담배로 인한 사망자수가 6만 5,000명에 달한다. 그중 3,000명 이상은 간접 흡연자다. 즉 프랑스에서 담배로 인한 사망자가 하루에 200명이 넘는다는 뜻이다. 더 분명하게 말하자면, 프랑스에서는 담배 때문에 5분마다 1명씩 사망하는 것이다. 그러니 가능한 한 담배 연기를 피하는 게 좋다.

만약 당신이 흡연자라면, 명상을 통해 심장 연결성 지수를 높이는 이완 기술(《담배는 이제 그만(Je ne veux plus fumer)》, 데이비드 오헤어·티에리 수카르, 2013)이 도움이 될 것이다.

4장

운동이
모든 것을 바꾼다

운동하기

현대인은 너무 정적인 생활을 한다. 그리고 이런 정적인 생활은 만병의 근원이 된다. 그렇다면 이를 개선하기 위해 무엇을 해야 할까? 대단한 것은 필요 없다. 조금 더 움직이고, 조금 더 걷고, 자주 계단을 이용하는 일이라면 그다지 어렵지 않을 것이다.

운동은 몸과 뼈, 근육, 호르몬 시스템과 뇌의 건강을 유지하는 가장 좋은 방법이다. 운동을 하지 않으면 무력감에 빠지고 근육은 쇠약해지며 호흡기와 심혈관계 시스템도 약해진다. 결론적으로 말해 나이가 들수록 더 신경 쓰고 관리해야 할 '건강'이라는 인생의 핵심적인 목표에서 멀어지는 것이다.

일반적으로 운동은 건강에 좋다. 좀 더 구체적으로 이야기하자면 운동을 통해 심장 질환이나 당뇨, 암, 뇌 질환 등 많은 병을 효과적으로 예방할 수 있다. 또 남성 갱년기를 예방하는 테스토스테론이나 성장호르몬 같은 귀중한 호르몬 분비를 촉진하기도 한다. 다음 표에서 운동이 가져다주는 신체적·생리적 이점을 확인할 수 있다. 지금부터 운동이 뇌 활동과 호르몬 시스템에 미치는 영향에 대해서 자세히 알아보자.

운동의 이점
심장 기능 향상
폐 기능 향상
골밀도 향상
지방량 감소
관절 통증 감소
근육량 증가
설탕에 대한 내성 개선
성욕 증가
성장호르몬 증가
뇌 기능 향상
면역체계 향상
뇌 신경전달물질 증가

정적인 생활, 고칼로리와의 전쟁

식물과 달리 인간의 몸은 움직이도록 설계되었다. 몸을 움직이면 혈액순환이 촉진되고 뇌의 일부 영역이 자극을 받는다. 즐겁게 운동하면 쾌락 중추와 보상 중추가 활성화하고 엔도르핀이 분비되어 안정감을 느낀다.

움직이지 않고 가만히 있으면 신진대사가 느려지고 호르몬이 적게 분비되어 역설적으로 더욱 피로를 느끼게 된다. 게다가 근육량도 빠른 속도로 줄어든다. 이렇게 근육이 줄어들어 근육감소증이 되면 남성 갱년기와 뇌의 노화가 빨리 찾아온다.

정적인 생활은 안락한 현대 문물이 불러온 단점이다. 자동차와 세탁기, 로봇청소기, 엘리베이터, 난방기구 등의 진보로 인해 우리 몸은 물리적 움직임이 줄어들고 칼로리를 덜 연소하게 됐다. 현대 사회에서는 모든 게 우리를 게으르게 만든다. 우리는 조상들보다 훨씬 덜 움직이면서 칼로리는 훨씬 더 많이 축적한다. 대형 마트에서 판매하는 음식들은 대개 칼로리가 매우 높다. 너무 기름지고, 너무 짜고, 너무 달다. 칼로리는 더 높지만 비타민과 무기질 같은 미량 영양소는 적다. 이는 환경오염과 집약적 농업의 영향이다. 우리는 나쁘게 먹고 충분히 움직이지 않으면서 소중한 건강을 탕진한다. 정적인 생활이 호르몬과 신경전달물질 간의 상호작용을 방해하고 불균형을 초래하며 자연적인 노화 시스템을 망가뜨린다.

우리는 이를 예방하기 위해 몸을 녹슬게 내버려두지 말아야 한다. 뇌를 잠들어 있게 놔두지 말고 항상 깨어 있도록 노력해야 한다.

운동과 테스토스테론 보충 치료 병행

근육이라는 자산을 가꾸고 유지하는 데에는 테스토스테론 치료가 매우 유용하다. 역도 선수들은 이 사실을 잘 알고 있다. 하지만 이 보충 치료로 효과를 보려면 몸을 움직여야 한다. 그래야 호르몬이 온몸으로 퍼지고 몸이 이를 연소시킨다. 특히 테스토스테론 보충제를(p.149 참고) 투여한 날에는 충분한 운동을 해줘야 한다. 그렇지 않을 경우, 테스토스테론이 너무 오랫동안 몸속에 그대로 있거나 세포 내에 방치되어 악영향을 준다.

왜 운동에 관심을 가져야 할까?

스트레스를 낮추고 잠을 잘 자기 위해

스트레스는 곧 삶이다. 하지만 잘 알고 있듯이 너무 많아서 좋을 것은 하나도 없다. 특히 스트레스는 더 그렇다. 단기 스트레스는 뇌에 자극을 가해 그 스트레스에 적응하도록 유도한다. 뇌는 부신에 경고 신호를 보내 코르티손(부신피질 호르몬)을 더 많이 분비하게 한다. 그러면 혈액순환이 활발해지고 긴장이 고조된다. 또 근육이 경직되고 근육에 영양분을 공급하려고 혈당지수가 올라간다. 스트레스가 해소되면 모든 게 원래대로 돌아온다. 휴식기가 이어지고 심리적으로 편안함을 느끼게 된다.

반면에 만성적인 스트레스의 경우에는 휴식기도 없고 따라서 평정심이 생기지 않는다. 코르티솔 반응이 너무 오랫동안 일어나 신체에 고통을 주고 당연히 대사증후군, 고혈압, 당뇨 같은 합병증 위험이 높아진다. 테스토스테론 분비에 부정적인 영향을 미치는 것은 말할 것도 없다.

운동은 스트레스 해소에 좋다. 운동을 하면 부교감 신경이 자극되고, 호르몬과 갑상샘이 상호작용하며 복합적인 영향으로 긴장감이 해소된다. 그뿐만 아니라 운동을 너무 늦은 밤에 하는 경우만 아니라면 규칙적인 운동은 숙면에도 큰 도움이 된다. 우리는 잠이 테스토스테론의 분비를 활발하게 한다는 사실을 잘 알고 있다. 이처럼 운동은 골치 아픈 여러 문제를 한 번에 해결한다.

근육과 뼈를 강화하기 위해

테스토스테론은 근육에 반드시 필요한 호르몬으로 근육량을 늘리는 데 도움을 준다. 에스트로겐은 뼈를 강화하는 골모세포에 영향을 미친다. 호르몬 수치는 세월이 흐름에 따라 낮아지고, 그 때문에 근육량이 감소하고 골밀도가 낮아진다. 운동을 하면 그런 현상을 현저히 예방할 수 있다. 또 골다공증을 예방하는 좋은 방법 이기도 하다. 골다공증은 50세 이상 여성에게 자주 나타나지만 남성에게서도 발생하는 질환인데 많은 사람들이 이를 간과한다. 근육은 돛대를 고정시키는 밧줄처럼 뼈를 지탱해 골절, 특히 넙다리뼈의 골절 위험을 줄여준다.

당뇨 예방을 위해

운동은 근육량을 늘리는 데 도움이 될 뿐 아니라 근육 안에 있는 인슐린 수용체의 수도 늘려준다. 우리는 운동할 때 당분을 소비한다. 몸 안에 당분을 저장하지 않고 연소시키는 것이다. 그래서 운동하고 나면 탄수화물의 일부가 근육 안에 지방이 아닌 글리코겐의 형태로 저장된다. 우리 인체는 체내에 들어온 지방을 바로 저장하지 않고 다른 운동에 사용할 준비를 하기 때문이다.

정적인 생활만 하면 열량이 지방세포로 저장되어 몸을 움직이기가 더 어려워지는 악순환이 발생한다. 반면, 운동을 하면 우리 몸은 신진대사를 통해 열량을 저장하지 않고 연소시킨다. 따라서 운동은 당뇨와 심혈관계 질환을 예방하는 데 많은 도움이 된다.

테스토스테론 수치를 높이기 위해

좀 더 남자다워지기 위해 운동을 하는 것은 환상이 아니다. 운동 강도와 지속 시간에 따라 다르지만 운동 후에는 테스토스테론 수치가 13~18% 정도 증가한다. 규칙적인 운동을 하면 신체가 미리 준비를 하기 때문에 운동 전부터 테스토스테론 수치가 증가한다. 우리 몸의 놀라운 환경 적응력 중 하나인데 이를 잘 활용하기 바란다!

기분을 전환하고 기억력을 증진하기 위해

운동은 에스트라디올을 방출해 여러 신경전달물질을 자극하고 우리의 기분을 좌우한다. 에스트라디올은 특히 두뇌 회전력과 뉴런 간의 연결성을 좋은 상태로 유지해주는 아세틸콜린에 영향을 미친다. 운동은 지방을 줄이고 일명 '나쁜 에스트로겐'이라고 불리는 에스트론을 비롯하여 도파민과 세로토닌, 엔도르핀의 균형을 잡아준다. 그러므로 운동은 천연 우울증 치료제라고 할 수 있다. 운동을 하고 나면 긴장이 완화되고 만족감을 느끼며 기분까지 좋아지는 이유가 바로 이 때문이다. 잘 알다시피 긍정적인 마인드는 장수의 한 요인이다. 게다가 규칙적인 운동은 기억력과 시간 관리 능력을 향상시킨다.

무슨 운동을 해야 할까?

자신이 하고 싶고, 또 자신에게 잘 맞는 운동을 찾는 것은 어렵지만 꼭 해야 하는 정말 중요한 일이다. 어떤 운동이든 하기 싫어지면 안 되고 오랜 기간 즐거움을 느낄 수 있어야 한다. 특히 운동은 규칙적으로 꾸준히 해야 효과가 있기 때문에 스스로 즐거움을 느끼는 운동을 찾는 일은 본격적인 시작에 앞서 반드시 필요한 조건이다.

다음 두 번째 조건은 매우 중요하다. 절대로 고통스러운 운동을 해서는 안 된다. 특히 오랫동안 운동을 해온 사람이 아니라면 각별히 조심해야 한다. 어떤 운동이든 강도를 서서히 높여가야 한다. 예전에 했던 운동을 하고 싶다면 다시 시작하기 전에 의사나 운동 코치 등 전문가의 의견을 물어보는 것이 좋다. 이는 자신에게 가장 잘 맞는 운동을 찾는 데 도움이 될 것이다.

무산소 운동과 유산소 운동을 병행하라

무산소 운동은 호흡을 멈추고 짧은 시간에 강도 높게 하는 반복성 운동이다. 다소 긴 스프린트나 근력 운동이 이에 해당한다. 무산소 운동은 당분과 지방산을 분해해 운동에 필요한 에너지를 생성한다. 근력 강화 운동의 목적은 근육에만 에너지원을 끌어들여 근육을 발달시키는 것이다. 근육이 지방보다 70배는 더 활발하게 활동하기 때문에 신진대사 차원에서 보면 무척 흥미롭다. 무산소 운동인 근력 강화 운동을 하면 근육이 발달하고 열량은 더 많이 연소된다. 즉 근육 1kg당 매일 100~200cal씩 연소하기 때문에 근육이 많을수록 더 많은 지방을 연소하게 된다.

유산소 운동은 산소 공급을 통해 당분과 지방산을 분해해 운동에 필요한 에너지를 얻는다. 유산소 운동, 즉 공기 중의 산소를 활용하는 운동을 하면 칼로리는 연소되지만 근육은 만들어지지 않는다. 유산소 운동으로는 사이클링, 철인 3종 경기, 마라톤, 크로스컨트리 스키, 경보, 수중 유산소 운동 등이 있다.

가장 이상적인 것은 유산소 운동과 무산소 운동을 적절히 병행하는 것이다. 예를 들면 15분 동안 근력 운동을 하고 나서 자전거 타기나 수중 유산소 운동을 하는 것이다.

근육량을 유지하기 위해 무산소 운동이 필요하다고 강조하는 것은 이와 같은 단순한 이유 때문이다. 우리는 만 40세부터 매년 약 150g의 근육을 잃어간다. 하지만 안심해도 좋다. 운동을 다시 시작하기만 하면 된다. 운동의 종류에 상관없이 근력 운동을 병행하기만 한다면 근육을 탄탄하게 발달시키고 얼마든지 조각 같은 몸매를 만들 수 있다.

최상의 결과를 얻으려면 언제 운동하는 게 좋을까?

• 자신감과 신체 저항 능력을 높이려면 아침에 운동하는 것이 좋다. 테스토스테론 수치뿐만 아니라 코르티솔 수치도 높일 수 있어 뇌에 가하는 자극을 유지할 수 있다. 또 저녁에 중요한 약속이 있더라도 운동을 빼먹지 않을 수 있다는 장점이 있다.

• 성욕을 최적의 상태로 유지하고 싶다면 초저녁에 운동하는 것이 좋다. 그러면 테스토스테론 수치를 높이면서 뇌와 골반까지 혈액순환을 촉진시킬 수 있다.

• 몸무게를 줄이고 싶다면 아침에 운동하는 것이 좋다.

• 근육을 키우고 싶다면 저녁에 운동하는 것이 좋다.

다양한 운동을 하면 여러 호르몬에 영향을 미친다. 특히 단시간 운동을 할 때는 테스토스테론과 노르아드레날린에, 저항력을 자극하는 장시간 운동을 할 때는 인슐린에 영향을 미친다.

1시간 운동할 때 소모되는 칼로리

운동	30분 후 연소되는 칼로리
걷기	130
근력 운동	270
수영	250
계단 오르기	310
경보	360
사이클링	200
느린 에어로빅	270
정원 가꾸기	160

지나치게 운동하지 않도록 주의할 것

너무 강도 높게 운동하면 테스토스테론이나 에스트라디올 같은 일부 호르몬이 과도하게 분비되어 호르몬 불균형으로 이어질 위험이 있다.

다음과 같은 증상이 나타나면 위험 신호로 받아들이고 강도를 낮추거나 운동을 멈춰야 한다.

- 메스꺼움 혹은 구토
- 가슴 통증

- 극심한 피로

- 심장 박동수 급증

- 목이나 턱에 통증

- 과호흡

- 기진맥진

- 갑작스러운 경련이나 근육 통증

앞서 말했듯이 가장 좋은 방법은 규칙적으로 꾸준히 운동하는 것이다. 많은 사람들이 이런 질문을 한다. "일주일에 몇 시간 운동하는 게 가장 좋아요?" 정답은 나이에 따라, 신체 상태에 따라, 각자의 흥미에 따라 다르다. 그러니 자신의 페이스에 맞춰 몸이 반응하는 소리에 귀를 기울이며 운동하는 것이 좋다. 잊지 말아야 할 것은 운동이 고통이 되어서는 안 되며, 운동을 할 때 즐거워야 한다는 사실이다.

스트레스

테스토스테론이 한계치 이하까지 결핍되면 성격에
도 영향을 미친다. 그런 남성은 자신감과 결단력이 떨어져 어떤 일
을 결정할 때 자꾸 망설이고 모호한 태도를 보인다. 자신을 인정하
지 못하고 쉽게 화를 내며 우울해진다. 또한 걱정이 많아져서 잠을
설치고 스트레스를 받게 된다.

20세기 초반의 캐나다 명의 한스 셀리에(Hans Selye)는 "스트레
스는 곧 삶이다."라고 말했다. 그는 스트레스를 "공격적인 성격과
는 상관없이 공격성으로 나타나는 특수하지 않은 증상들 전체"라
고 정의했다. 셀리에는 스트레스에 관해 언급한 최초의 의사이다.

좋은 스트레스와 나쁜 스트레스

좋은 스트레스는 주어진 상황에 적응하는 데 도움을 준다. 가
령 운전할 때 구급차가 먼저 지나가도록 길을 비켜준다거나, 갑자
기 앞으로 끼어든 자전거를 피하려고 브레이크를 밟는 상황이 그
렇다. 나쁜 스트레스는 오랫동안 지속되는 스트레스다. 현대인들
은 과거보다 훨씬 경쟁적이고 긴장이 일상화한 환경에서 살아가
고 있다. 직장에서도 점점 더 많은 스트레스를 받는다. 심지어 직

장 스트레스 때문에 자살하는 사람까지 생긴다. 가정 문제 혹은 직장과 관련된 걱정, 환경오염 등이 스트레스를 낳는다. 우리 몸의 내부적 요인도 있다. 예를 들어 체질에 맞지 않는 음식을 섭취하면 우리 몸도 스트레스를 받는다.

우리가 어떻게 할 수 없는 외부적 요인도 있어서 스트레스를 아예 안 받고 살기란 쉽지 않다. 여러분이 회사의 대표라고 가정해보자. 회사는 어려움을 겪고 있고 당장 월말에 직원들 월급을 어떻게 줘야 할지부터 고민이다. 걱정되어 잠도 오지 않는다. 이럴 경우에는 수면제도 문제를 해결해주지 못한다.

스트레스 지수 테스트

2분만 시간을 들여 테스트해보자. 현재 여러분의 스트레스 상태를 알아보고, 마음의 평정을 얻는 데 도움을 주려고 한다.

	항상	자주	규칙적으로	가끔	거의 없음
소화가 잘 안 된다.	4	3	2	1	0
외롭다.	4	3	2	1	0
자주 아프다.	4	3	2	1	0
불안하다.	4	3	2	1	0
요즘 너무 많이 자거나 충분히 자지 못한다.	4	3	2	1	0
곁에 아무도 없는 것 같다.	4	3	2	1	0
사람들의 연락을 피하고 있다.	4	3	2	1	0
소심하다.	4	3	2	1	0
주변 사람들보다 훨씬 걱정이 많다.	4	3	2	1	0

• 출처: 《50세에도 젊게 살기(Jeune à 50 ans)》, 클로드 달·티에리 수카르,
  2009.

결과

• 0~10점   스트레스 문제가 없다. 좋은 일이다. 지금까지 하던

            대로 살면 된다.

• 11~20점   나쁘지 않다. 하지만 더 편안해질 수 있다. 휴식을 취

            하면서 긴장을 풀려고 노력해보자.

• 21~30점   스트레스 지수가 높아지고 있다. 긴장을 풀 시간을

            가져야 한다. 그렇지 않으면 점점 더 스트레스를 받

게 된다.

- 31~36점   육체와 정신 건강이 위험에 처했다. 정신요법 중에서 이완요법, 회춘요법 등의 프로그램을 이용해볼 것을 권한다.

스트레스를 잘 관리하려면 어떻게 해야 할까?

어떤 사람들은 이렇게 말할 것이다. "스트레스 해소에는 편안하게 누워서 TV를 보는 것만 한 게 없죠!" 안타깝지만 이는 대단히 잘못 알고 있는 사실이다. 특히 밤늦은 시간에 TV를 시청하면 아드레날린과 코르티솔 수치가 올라가고 뇌 기능과 호르몬 생성에 방해가 된다. TV를 많이 보는 프랑스인들이 진정제도 많이 복용하는 것으로 집계되었다.

수면을 관리하라

잠은 부교감신경을 자극하는 좋은 방법이다. 수면은 좋은 호르몬을 유지하고 코르티솔을 포함한 스트레스 호르몬을 감소시킨다. 또 식욕도 억제해준다.

휴식을 취하거나 명상을 하라

요가나 단전호흡 같은 운동 기술을 이용해 긴장을 완화하는 방법을 배우면 좋다. 침술로도 확실한 결과를 얻을 수 있다. 한의사와 같은 전문가의 숙련된 손길로 정수리에 위치한 혈 자리만 자극해도 긴장이 풀린다.

마지막으로 명상이나 긍정적인 생각도 마음의 안정을 찾는 데 도움이 된다. 매일 밤 잠자리에 들 때 하루 중 즐거웠던 기억을 떠올리는 것도 좋은 습관이다. 그러면 다음날에도 기분 좋은 일이 일어날 것 같은 느낌이 들기 때문이다. 실제 하루는 힘들지 몰라도 말이다.

햇볕을 쬐라

사람은 햇빛을 받으면 기분이 한결 좋아진다. 햇빛은 우리에게 이롭고 또 반드시 필요하다. 낮에 햇볕을 쬐면 밤에 수면 호르몬인 멜라토닌이 잘 분비되어 긴장을 풀어주고 깊은 잠을 잘 수 있게 해준다. 또한 스트레스 호르몬인 코르티솔이 과다 분비되는 것을 막아준다. 하루에 30분씩 밝은 햇볕에 피부를 노출하면 기분이 훨씬 좋아질 것이다. 단, 햇볕을 쬐는 것도 좋지만 피부가 붉어질 정도까지 오래 노출하는 것은 좋지 않다.

호르몬을 지켜라

스트레스의 부작용을 줄이기 위해서는 부교감신경계를 자극하여 특정 호르몬이 더욱 효율적으로 분비되게 하거나 의학의 도움을 받을 필요가 있다. 올바른 처방과 그에 따른 호르몬 요법을 받으면서 상태를 엄격하게 모니터링하면 테스토스테론과 멜라토닌, DHEA 등 여러 호르몬 문제를 치료할 수 있다. 이제 본격적으로 호르몬 요법에 관해 알아보자.

5장

21세기형 호르몬 요법

테스토스테론

　테스토스테론 감소는 남성 갱년기의 직접적인 원인이 되므로 부족한 호르몬을 대체할 방법을 찾아야 한다. 이를 '호르몬 대체요법(HRT)'이라고 한다.

확실한 해결 방법 - 호르몬

　과거에는 호르몬이 부족하다고 해서 병원에 가는 일을 다소 무모하게 여겼다. 20세기 초만 하더라도 호르몬 결핍의 해결책은 동물의 고환에서 채취한 호르몬을 우리 몸에 투여하는 것으로, 이는 매우 위험하고 불확실하며 통제가 불가능한 실험이었다. 다행히 그동안 과학기술이 발전했고, 인체에 존재하는 호르몬과 생체 동일성을 갖는 대체호르몬, 합성호르몬이 만들어졌다. 현재 대체호르몬은 젤이나 알약, 패치, 투여, 임플란트 등 여러 형태와 다양한 방식으로 존재한다.

- 주의 모든 호르몬 대체요법은 전문의와 상의해서 결정해야 한다. 앞에서 언급한 종합검진에 기초하여 모든 검사와 시술의 관리, 감독이 이루어져야 한다. 일반 혈액 검사는 치료의 출발선이다. 의사는 혈액 검사 결과를 통해 문제가 되는 조직을 파악하고 이에 따른 호르몬 대체요법을 선택한다. 호르몬 보충제의 종류와 양을 선택하는 일은 매우 중요하며 가장 민감한 행위 중 하나다. 건강을 되찾고 노화를 막는 최선의 결과는 올바른 처방에 달려 있다.

대체호르몬은 천연 재질로, 생체 동일성을 갖는 제품을 우선적으로 선택해야 한다. 노화예방 전문의의 처방을 받아 자신에게 특별한 이상이 없는 제품과 방법으로 시술할 수 있다. 주요 이상 징후는 전립선암, 유방암, 심각하고 통제 불가능한 고혈압, 고칼슘혈증의 위험이 있는 암 등이다.

호르몬 치료에 대한 과장된 위험

2,500건이 넘는 국제 연구 결과, 남성들이 앓는 여러 질병은 테스토스테론의 수치 감소에서 비롯된다고 밝혀졌다. 하지만 남성들은 권위주의적 사고와 자존심 때문에 여전히 호르몬 대체요법을 꺼린다. 호르몬 감소를 '남성성의 상실'이라고 생각해 드러내고 싶어 하지 않는 것이다.

호르몬 치료가 양성 전립선 비대의 잠재적 위험을 높인다고 우려하는 사람도 많다. 전립선 비대증은 전립선암, 유방암, 그 밖의 모든 종류의 암, 간 질환 및 수면무호흡증을 유발한다. 또한 혈액을 응고시켜 뇌졸중의 위험을 증가시킬 가능성이 있다. 그래서 이 치료는 통제 불가능한 심장 질환과 고혈압, 전립선 장애 또는 헤모글로빈 수치가 높은 경우에는 실행하지 않는다. 하지만 확실한 처방과 철저한 추적 검사가 이루어지면 이러한 위험은 존재하지 않으니 안심해도 된다.

다음 2개의 그래프에서 볼 수 있듯이 테스토스테론 수치가 감소하면 전립선 비대증이나 암 발생 위험이 증가한다.

두 그래프만 보면 테스토스테론 수치가 감소함에 따라 양성 전립선 비대의 비율, 즉 전립선의 부피가 증가한다고 해석할 수도 있다. 하지만 전립선 비대는 테스토스테론의 직접적인 영향이 아닌

나이에 따른 혈중 테스토스테론 수치
(mmol/litre)

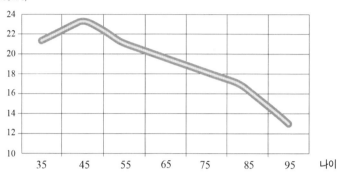

전립선 비대증을 갖고 있는 남성
(%)

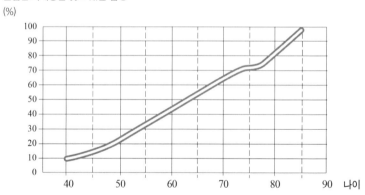

에스트라디올과 DHT 때문에 나타났을 가능성이 높다. 전립선 비대는 나이가 들면서 증가한다.

전립선 비대는 5-알파 환원효소의 활발한 활동으로 인해 유리형 테스토스테론의 양이 증가하여 테스토스테론의 불균형이 일어나면서 발생한다.

테스토스테론 치료 전, 전립선을 보호하는 방법

우선 전립선 건강의 지표인 PSA의 임상 평가와 생물학적 평가로 구성된 전립선 검진을 한다(p.47 참고). PSA 수치가 4보다 높으면 신중하고 철저한 검사와 직장 내 초음파 같은 해부학적 검사를 통해 혹시 암이 생겼는지 알아볼 필요가 있다.

PSA 검사가 여전히 유용한지 그 여부에 관해서는 의견이 나뉜다. 프랑스 비뇨기과협회는 직장 수지검사를 병행하는 PSA 수치검사를 권고하는 입장이다. 이 권고를 따라볼 만하다. 왜냐하면 암을 진단하는 데 중요한 것은 PSA 자체의 비율이 아니라 2가지 검사 혹은 직장 수지검사에서 나타난 수치가 얼마나 빠른 속도로 증가했느냐 하는 점이기 때문이다. 직장 수지검사는 의무적이고도 필수적인 검사이다. 수치가 매우 빠르게 증가한다면 다른 전립선 감염 없이 암이 발병했다는 뜻이기 때문에 더 많은 정밀검사를 진행하고 정확한 진단을 내려야 한다.

테스토스테론 치료가 전립선암을 유발할까?

당연히 그렇지 않다. 다만 검출되지 않았지만 이미 존재하던 암이 테스토스테론에 의해 자극받을 수는 있다. 따라서 다른 암들과 마찬가지로 전립선암도 가능한 한 조기 발견하는 것이 중요하다. 테스토스테론 치료가 전립선암을 유발한다는 내용은 어떤 연구에서도 증명된 적이 없다.

테스토스테론 치료 전, 심장과 혈관 보호를 위해

테스토스테론은 남성과 여성 모두에게서 에스트라디올로 변할 수 있다고 밝혀졌는데 이는 심혈관 문제와 관련이 있다. 2014년 초에 발표된 연구에서는 심혈관 건강이 좋지 않은 사람들에게 에스트라디올이 특히 더 위험하다는 사실이 밝혀졌다. 에스트로겐은 실제로 '메탈로프로테아제'라고 불리는 염증성 분자를 증가시킨다. 이들은 동맥에 존재하는 아테롬 판을 벗겨낼 수 있는 기능을 갖고 있다. 이동식 아테롬 판은 동맥을 통해 이동하고 동맥 직경이 감소할 때 '막힐' 가능성이 높다. 심장 동맥이 좁아져서 아테롬 판의 이동이 막힐 경우 뇌경색 또는 뇌졸중, 뇌동맥류와 같은 뇌혈관 장애가 발생할 수 있다.

따라서 이 연구에서는 테스토스테론 치료를 시작하기 전에 종합적인 심혈관 검사를 받는 것이 필수적이라고 말한다. 특히 아테롬 판이 형성되기 전에 가능한 한 빨리 치료를 시작하는 것이 매우 중요하다. 환자의 흡연 여부와 함께 가족력이 있는지 여부도 필수적으로 확인해야 한다.

테스토스테론 투여 방법

젤

첫째, 피부에 젤 형태로 바르는 호르몬이 있다. DHT가 그렇다. 젤은 사용법이 매우 쉽고 편리하며 약을 남용할 위험이 없다. 호르몬이 필요 이상으로 조직에 쌓이더라도 나머지는 자연적으로 제거되기 때문이다. 따라서 40세 이상 남성이라면 젤 형태의 테스토스테론이나 DHT를 가장 많이 처방한다.

테스토스테론 치료의 유익한 효과

피부	피지선을 통해 피지 생산을 활성화해 건조한 피부에 도움을 준다. 모발의 성장을 촉진하며 주름 발생을 늦춰준다.
간	혈청 단백질의 합성을 자극하면서 이를 운반하는 간 단백질을 감소시켜 자체 작용을 촉진한다.
성기	음경의 크기를 증가시키고 정자 형성에 관여한다. 전립선 성장에 도움을 주고 생식력이 뛰어난 정액을 만들며 요도 괄약근을 강화한다.
뼈	뼈의 생성을 돕고 뼈에 칼슘을 공급한다. 뼈 성장을 촉진한다.
골수	적혈구와 헤모글로빈의 생산에 도움을 준다. 철분을 저장하는 데 자극을 주고 성장호르몬과 시너지 효과를 발휘하며 자연적인 성장을 촉진한다.
신장	근육 활동과 적혈구 생산을 활성화하는 에리트로포이에틴(EPO)에 자극을 준다.
근육	근육 섬유의 수를 늘리고, 근육의 부피와 강도를 증가시킨다. 사코페니아(sarcopenia)라고 불리는 근감소증을 막아준다.
뇌	단기적 효과로 성욕을 증가시키고, 두뇌 회전력을 자극한다. 사기 진작, 피로 완화와 더불어 알츠하이머를 예방한다. 또 기억력과 집중력, 결단력을 높인다. 과다 복용하면 공격적으로 변할 수 있다.
심장	심혈관 시스템과 동맥벽에 대한 보호 효과로 동맥 직경을 증가시킨다. 동맥으로 가는 혈류를 늘려 협심증을 예방하고 심부전증을 막아준다.
지방	지방 저장을 억제한다. 지방세포의 수를 줄이지는 않지만 지방의 연소를 촉진한다.
면역체계	면역력을 강화하고 감염으로부터 몸을 보호해주는 백혈구를 활성화한다.

테스토스테론 젤은 세포 수용체로 완벽하게 인식되는 생체 동일성 호르몬이다. 따라서 경피적 테스토스테론은 21세기의 선택적인 치료로 여겨진다. 고환에서 자연적으로 분비되는 테스토스테론의 리듬에 맞춰 아침에 사용해야 한다.

테스토스테론 젤의 용량은 개개인의 검사 결과와 체질, 신체 활동에 따라 미세하게 조정되며 매우 다양하다. 예를 들어 안드로젤은 일반적으로 하루 25mg을 적용하고 테스토스테론 젤 2~10%도 함께 사용한다. 또한 크림이나 젤이 흡수되는 피부의 범위와 피부 유형에 따라 다르기도 하다. 아래의 표를 참고하면 도움이 될 것이다.

몇 개월 사용한 다음 혈액 검사를 통해 투여량이 적합한지 살피고 본인이 느끼는 효과를 판단하여 임상적으로 조절해야 한다.

신체 부위	투여량
팔뚝 - 체모가 없는 안쪽 부위	1
발목	0.42
이마	6
어깨와 팔	3.5
목, 당황할 때 빨개지는 부위	10
음낭	42

정제

오래전부터 처방해온 메스테롤론 같은 정제된 호르몬도 있다. 매일 1~2개의 정제 약을 복용하면 남성 갱년기 증상을 완화하는 데 충분한 도움이 된다. 이 약은 뇌하수체를 억제하지 않아 호르몬의 자연 분비를 조절하지 않는다는 장점이 있다. 하지만 간을 통과하면서 체내에 단백질이 과다 생성될 수 있다는 단점도 지녔다. 그러면 다른 호르몬에까지 영향을 미쳐 호르몬 수치가 낮아질 위험이 있다. 그래서 간이 건강하지 않으면 천연 테스토스테론 에스테르(테스토스테론 운데카논)라는 호르몬을 사용한다. 이 호르몬은 림프 조직에 흡수되기 때문에 간을 통과하지 않는 유일한 먹는 약이다. 최근에는 간을 통과하지 않고 빨아먹는 형태의 테스토스테론 정제 약이 출시되었다. 사탕처럼 간편하게 먹을 수 있어 많은 사람들이 좋아한다.

젊은 남성들은 일반적으로 먹는 약을 더 선호하는 경향이 있다. 하지만 모든 결정은 의사와 상담을 통해 이루어져야 한다.

주사

주사 형태의 약도 있다. 예를 들어 안드로타딜 같은 주사약은 20일마다 투여한다. 이 주사는 뇌하수체 샘을 억제해 호르몬의 정상적인 생성을 방해하며, 때로는 고환의 크기를 감소시킨다는 단점이 있다. 또한 이 대체호르몬은 에스트라디올에서 부분적으로 분해되며, 그 결과 반복적으로 주사하거나 시의적절하지 않게 투여하거나 특정 유전자를 가진 경우 남성 유방비대증을 유발하기도 한다. 주사약은 호르몬 치료 초반에는 도움이 될 수 있지만, 진행 과정이 더딘 것도 단점이다.

40대 후반 이상의 남성들에게는 주사 치료가 훨씬 효과적이다. 테스토스테론이 조직에 더 빨리 스며들기 때문이다. 특히 네비도(테스토스테론 운데카논, 1,000mg)는 뛰어난 주사 치료로 나이 많은 남성들에게 주로 처방된다. 네비도는 12주 혹은 15주에 1번씩만 주사를 맞으면 된다는 이점도 있다. 주사 치료는 주입 형태가 온전한 앰플 형태보다 더 좋다. 효과는 비슷하지만 적은 양을 사용하여 인체를 더욱 탁월하게 보호하기 때문이다.

호르몬 임플란트

마지막으로, 테스토스테론 호르몬 임플란트가 있다. 피부 아래에 100~500mg의 테스토스테론을 삽입하는 것으로, 3개월에서 6개월에 걸쳐 점진적으로 흡수된다. 환자가 매일 신경 써서 약을 복용하지 않아도 되기 때문에 매우 간편한 해결책이다. 가임기 여성이 피임약을 신경 써서 복용하지 않아도 되는 피임 임플란트와 비슷하다.

남성 갱년기 치료의 진화

• 테스토스테론과 타달라필의 결합(시알리스)

최근 연구 결과 타달라필과 테스토스테론(운데카논 또는 안드로타딜)을 결합하면 남성 갱년기 치료에 아주 효과적이라는 사실이 밝혀졌다. 이 조합으로 테스토스테론 수치가 더 높아질 뿐만 아니라 건강 상태, 성기능, 수면과 삶의 질이 모두 향상된다. 또한 테스토스테론 투여량을 줄이고 부작용을 최소화하여 치료를 더욱 편안히 느끼게 한다는 장점이 있다. 남성 갱년기 치료에서 진화한 단계라고 할 수 있다.

관리 방법을 어떻게 선택해야 할까?

우선 환자에 따라 올바른 호르몬과 젤, 정제 또는 임플란트 등 가장 좋은 방법을 선택하는 것은 의사가 해야 할 일이다. 호르몬 치료는 정밀한 의학적 진단을 통해 이루어져야 하며, 치료에 앞서 종합건강검진뿐 아니라 앞서 언급한 추가 검사들도 이루어져야 한다. 또한 한국에서는 호르몬 치료와 관련한 제품을 사용하는 데

제약이 따른다는 사실도 알아야 한다. 법에 따라 올바른 치료법을 선택하는 것은 의사들의 몫이며, 관련 법이 개정될 여지가 충분하다는 사실도 기억하자.

안경사는 안경을 맞추기 위해 안경점에 방문한 손님과 30분 정도 상담을 한다. 그다음 손님의 취향을 고려해 여러 안경을 씌워보며 그에게 가장 잘 맞는 안경을 찾아준다. 이와 달리 내분비 전문의는 환자의 임상 결과와 호르몬 검사 결과를 이용해 몇 달에 걸쳐서 그에게 가장 적합한 복용량을 찾기 위해 세심하게 모색한다. 그러니 여러분은 인내심을 가져야 한다. 적절한 복용량을 찾고 증상을 성공적으로 개선하기까지는 최소 3개월에서 6개월의 시간이 걸린다. 이 과정에서 당신의 치료에 헌신적인 의사와 그의 임상 경험이 매우 중요하다는 사실을 기억하기 바란다.

인터넷으로 약을 구매하지 말 것

일반적으로 인터넷에서 쉽게 구할 수 있는 모든 약에 대해서 의구심을 가져야 한다. 약은 항상 약국에서 구입해야 한다. 인터넷으로 구입하면 약의 본래 용도와 특성, 정확한 복용량, 실제 유통기한, 부작용 같은 주의사항을 알기 어려운 경우도 있다. 그러므로 함부로 믿어서는 안 된다.

알아야 할 부작용

남성호르몬 치료에서 호르몬을 과다 복용하거나 수용체가 과민한 경우에는 다음과 같은 몇 가지 부작용을 초래할 수 있다. 따라서 이 점에 대해 잘 알고 있어야 한다.

- 말초부종(수분 축적)
- 수면무호흡증, 코골이 증가
- 남성 유방비대증
- 적혈구 과잉
- 기분 변화
- 전립선 비대
- 요로 질환(매우 드문 부작용)
- 공격성 증가
- 여드름
- 정수리 탈모

과다 복용의 징후

테스토스테론을 과다 복용하면 주로 머리카락이 너무 기름지게 되거나 정수리 탈모가 생길 수 있다. 그뿐만 아니라 다량의 체모, 공격적인 행동, 너무 잦은 발기와 같이 불편할 정도로 과도한 성욕이 발생할 수 있다. 치료 중에 이런 증상들이 나타나면 의사에게 말해 복용량을 조절해야 한다.

또한 치료 유형이나 약물 투여 시기에 따라 나타나는 단점들도 있다. 따라서 투약 제한 시간을 지키고 하루 중 적절한 시간에 복용해야 한다. 가장 좋은 시간은 호르몬 수용체가 열려 호르몬이 인체에서 활성화하도록 만드는 때다. 다른 호르몬들과 마찬가지로 테스토스테론도 오전 11시에 최대치에 달한다. 수치는 점점 낮아지다가 저녁에 최저치를 기록한다. 이 '주기'는 성욕에도 중요한 영향을 미치므로 주기에 맞춰서 약을 복용하는 것이 좋다.

관리 방법에 관한 문제

근육 내 주사는 주사 맞은 부위에 염증을 일으킬 수 있으며 혈액 수치에 변화를 줄 가능성이 있다. 혈액 수치는 주사를 맞고 나서 3주 후에 너무 낮아지거나 8주 후에 너무 높아질 수 있다. 패치는 종종 피부에 염증을 일으키고 약이 충분히 흡수되지 못하는 경우가 발생하기도 한다. 젤 형태 중에서 화장품처럼 바르는 타입이 환자가 사용하기에 훨씬 편리하여 가장 많이 이용된다. 이러한 테스토스테론 젤은 리포솜이라고 불린다. 그러나 경피 젤은 피부 자

극을 일으킬 수 있다. 빨아먹는 정제 약은 맛이 안 좋아서 먹기 힘
들어하는 사람들도 있다.

DHEA

DHEA 치료의 유익한 효과

뼈	골다공증을 예방한다.
피부	피부 노화를 늦추고 상처 치유를 돕는다.
뇌	뇌 염증을 줄이고 알츠하이머 발병을 예방한다.
기분	건강과 활력을 증대시킨다.
심장	'좋은 콜레스테롤' 또는 HDL(고밀도 콜레스테롤)의 수치를 높이는 동시에 '나쁜 콜레스테롤' 또는 LDL(저밀도 콜레스테롤)의 수치를 낮춘다.
성욕	천연 DHEA(내인성)를 10분당 100mg 섭취하면 심혈관계 질환의 위험(복용량 조정을 위해 예비 복용량을 투여)을 절반으로 낮춰준다.

현재 DHEA 치료는 문제가 되고 있다. 프랑스 보건당국이 판
매를 승인했음에도 마케팅 허가가 나지 않았기 때문이다. 따라서
약국에서는 의사의 진단 후에 처방받는 약으로 판매되고 있다. 인

터넷에서 판매하는 제품은 내용물과 복용량이 불확실할 가능성이 있으므로 피해야 한다. DHEA는 강력한 호르몬이므로 복용에 앞서 반드시 전문의의 조언을 구해야 한다. 이 호르몬의 일반적인 복용량은 50mg이며, 테스토스테론에 이어 2번째로 남성 갱년기를 효과적으로 치료한다.

주의사항

다음과 같은 질병을 앓고 있는 사람들은 다른 의학적 소견이 없다면 DHEA 치료를 받으면 안 된다.

- 모든 호르몬 의존성 암 : 전립선암, 고환암, 남성 유방암
- 생식기 출혈
- 정맥 혈전색전증 병력
- 포르피린증
- 매우 심각한 간 질환
- 지성 피부 또는 심한 여드름, 과도한 체모

프레그네놀론

프레그네놀론은 기억력 향상과 이미지를 시각화하는 데 기여한다. 또한 창조성을 비롯해 사고에 중요한 역할을 한다. 많은 효소들이 휴식을 취하고 있으면 프레그네놀론이 효소들을 깨워 다시 활동을 시작하게 만든다. 다른 호르몬과 마찬가지로 의사와 상담해 적절한 처방을 받아야 한다. 뇌전증을 앓는 사람은 프레그네놀론을 절대 복용해서는 안 된다. 이 호르몬은 일반적으로 50~100mg이 처방되며, 처방량은 보통 DHEA의 절반 정도이다.

6장

남자 50세,
사랑으로 산다

전립선을 보존하기 위한
7가지 수칙

① 낮 동안 물을 충분히 마셔라. 그러면 요로 감염을 피할 수 있다.

② 요로 화상을 입고 싶지 않다면 너무 매운 음식을 먹지 마라.
  일반적으로 입안을 따갑게 하는 것은 소화관, 요로, 전립선
  까지도 따갑게 만든다.

③ 다음 식품을 꼭 챙겨 먹어라.

• 마늘과 양파는 항암 효과가 탁월하다. 2002년 프랑스 국립암

연구소 저널이 실시한 연구에 따르면 마늘이나 양파를 하루에 적어도 10g씩 섭취한 남성은 전립선암 발병 위험이 낮았다. 하루 10g 이상을 섭취하면 발병 위험은 무려 50~60%까지 감소한다.

- 토마토에 함유된 리코펜은 전립선을 보호하는 것으로 유명하다.
- 신선한 야채주스와 과일주스를 꾸준히 마신다.
- 호박씨는 전립선암 발병 위험을 낮춘다.

④ 노릇노릇하거나 갈색빛으로 구운 음식을 너무 자주 먹지 말라. 더 나쁜 것은 불에 탄 음식을 먹는 것이다. 특히 탄 고기와 채소가 건강에 좋지 않다.

⑤ 규칙적으로 운동하라. 많이 걷고 규칙적인 운동을 하면 양성 전립선 비대의 위험이 줄어든다. 또한 운동은 심장을 보호하며 몸매를 유지시킨다.

⑥ 다량 영양소와 미량 영양소를 검사한 후 올바른 영양제를 선택하라.

- 칼슘 최근 연구에 따르면 칼슘 섭취는 전립선암의 위험을 줄

여준다.

- 비타민E 미국과 핀란드 공동 연구에 따르면 비타민E는 흡연자에게 발병 위험이 높은 전립선암을 예방한다.

- 비타민B_6 40세 이상 남성에게서 증가하는 호르몬인 프로락틴의 영향을 억제하고 전립선암의 진행을 막아준다.

- 셀레늄 여러 연구에 따르면 셀레늄 보충제는 전립선암의 위험을 감소시킨다. 또한 셀레늄은 담배, 커피, 차 등을 통해 생기는 카드뮴 중독을 억제한다.

- 마그네슘 양성 전립선 비대에 효과적이며 비타민B_6와 균형을 이루면 근육을 강화하고 이완하는 데 도움을 준다.

- 리코펜 토마토가 붉은빛이 나도록 만드는 색소다. 연구에 따르면 토마토를 많이 먹는 사람들은 전립선암 발병 위험이 낮다.

- 아연 성기능과 관련된 미량 원소로, 사정할 때마다 조금씩 빠져나간다. 50세 이후가 되면 부족해지지만 면역력을 낮출 수 있으므로 너무 많이 복용해서는 안 된다.

- 비타민D 암의 위험으로부터 전립선을 가장 잘 보호해주는 영양소 중 하나다.

- 쏘팔메토(세레노아 레펜스) 양성 전립선 비대를 치료하는 것으로 잘 알려진 식물이다. 테스토스테론이 DHT로 전환되는 것을

차단한다. 이를 통해 전립선 세포의 성장을 억제해 요로 문제를 줄인다. 그러나 피나스테리드 복용에 따른 부작용처럼 성욕이 줄어들 수 있기 때문에 주의해서 복용해야 한다.

⑦ "절대 쟁기질을 멈추지 마라." 자크 미루즈(Jacques Mirouze) 교수의 말이다. 다시 말해 많은 연구에서 확인된 바와 같이 가능한 한 오랫동안 사랑을 하고 성관계를 유지하는 것이 좋다. 50세가 지난 후에도 활짝 꽃피고, 역동적이고, 행복하며, 성적으로 활발한 삶을 살기 위해서는 무엇이 필요할까? 바로 테스토스테론이다! 물론 나이가 많아도 테스토스테론의 양이 충분할 수 있지만 그런 경우는 매우 드물다. 그렇기 때문에 테스토스테론을 따로 처방받아야 한다. 테스토스테론이 있으면 성관계를 중단하지 않고 남성성과 성적 능력을 최고로 유지할 수 있다. 치료를 받지 않는 이웃집 남자가 뚱뚱하고 축 늘어진 몸을 가진 것과 달리 당신의 몸은 탄탄하고 활력이 넘칠 것이다.

전립선을 위한 영양 규칙

비타민E (토코페롤과 토코트리에놀의 혼합물)	하루 15~400IU
비타민B6와 마그네슘	하루 10~20mg
리코펜	하루 5~15mg
아연	하루 5~15mg
셀레늄	하루 100μg
비타민D3	10월부터 3월까지 하루에 400~800IU 또는 스테로길 앰플 1개(비타민D2 60만 IU, 식물) 또는 지마D 20만 IU(비타민D3, 동물성) 1년에 2~3번.

p.257부터 나오는 표를 참고하여 위 물질들의 특성과 주의사항을 알아두길 바란다.

신경전달물질을 최적화하기 위한
좋은 행동

성호르몬은 신경전달물질과 밀접하게 관련되어 있기 때문에 최적의 수치를 유지하면 뇌 기능이 원활하다. 또한 남성 갱년기의 시작을 효과적으로 지연시킨다. 다음은 우리가 기본으로 처방하는 혼합 약품으로, 신경 연결과 뇌 에너지의 보존 및 회복에 훌륭한 효과를 나타낸다.

뇌를 위한 영양보조식품

아세틸 L 카르니틴	200~500mg
징코빌로바	120~240mg
포스파티딜콜린	100~300mg
DMAE	100~300mg
포스파티딜세린	100~300mg
코엔자임 Q10	50~200mg

우리의 뇌는 새로운 뉴런과 회로를 재생할 수 있는 놀라운 가소성을 지니고 있다. 테스토스테론은 이를 가능하게 하는 요인 중 하나다. 테스토스테론 덕분에 신경 세포와 세포 간 연결이 원활하고 신경전달물질을 지속적으로 생산하기가 훨씬 수월해진다.

뉴런을 유지하려면 충분한 호르몬을 통해 뇌세포가 성장하고 활발하게 기능하도록 해야 한다. 다양한 사회적 활동을 하면서 읽고, 움직이고, 배우고, 자극하는 활동도 계속해야 한다. 온갖 종류의 새로운 활동을 할 때마다 새로운 뉴런이 탄생한다.

새로운 냄새는 후각 뉴런을 자극한다. 요리할 때 나는 냄새나 신제품 향수의 향기 등 새로운 냄새를 인식하면 새로운 뉴런이 탄생한다. 그러나 새로운 뉴런을 생성하기 위해서는 뉴런의 생존에 필수적인 호르몬이 있어야 한다. DHEA, 테스토스테론 또는 에스트라디올은 새로운 뉴런의 출현에 필수적인 호르몬들로 신경 스테로이드라고 부른다.

식물

뇌를 효율적으로 유지하는 데 도움이 되는 식물이 몇 가지 있다.

- 그리포니아 심플리시폴리아는 세로토닌의 전구체인 5-하이드록시트립토판(5-HTP)을 함유하고 있으며, 좋은 컨디션과 기분을 유지하게 해준다.
- 커큐마는 뉴런을 재생하는 특성을 갖고 있다. 천연 장 치유제이자 소염제이다.
- 바코파 몬니에리는 기억력을 향상시킨다.
- 마다가스카르에서 나는 작은 협죽도에서 추출한 빈포세틴도 기억력을 끌어올린다.

마지막으로 모든 사람의 인지 능력을 향상시키고 노화로 인한 인지 능력 감퇴를 예방하는 신경 에너지 약도 많이 있다. 주의사항 이 있기 때문에 반드시 의사와 상담한 후 처방받아야 한다.

몸무게를 줄이기 위한
7가지 수칙

① 저녁 식사 때 전분이 많이 들어간 음식을 줄이고 달콤한 과 일과 디저트를 주의하라.

② 혈중 DHEA 수치의 균형을 맞춰라. DHEA는 지방이 부분 적으로 분비하는 코르티솔로 인한 영향을 상쇄시킨다(p.164 참고).

③ 하루에 적어도 30분 운동하라. 3km 걷기 운동이 가장 좋은 방법이다. 최소한 매일 5,000보를 걷는다.

④ 기회가 있을 때마다 계단을 이용하라.

⑤ 하루에 섭취하는 칼로리의 양을 20% 줄여라. 어렵게 느껴진 다면 인터넷에서 손쉬운 방법을 찾을 수 있다.

⑥ 밤에 8시간 동안 잠을 자라. 인체의 재생을 위해 필요한 평

균 수면 시간이며, 몸의 모든 세포는 밤사이에 회복된다. 많은 연구에 따르면 체중 증가의 가장 큰 원인은 바로 수면부족이다.

⑦ 혈당지수가 60 이하인 저혈당지수 식품을 우선 선택하라. 예를 들어 혈당지수가 95로 매우 높은 흰 바게트보다는 통곡물 빵을 먹는 것이 좋다(p.107 표 참고).

남성 갱년기 치료는 근육을 강화하고 신진대사를 새롭게 조정하기 때문에 복부 지방을 줄이는 데도 도움이 된다. 지방을 저장하는 대신 쉽게 연소하도록 도와주기 때문이다.

남성 갱년기 치료는 안일한 삶에서 벗어나 새로운 생활방식을 실천하고, 운동을 다시 시작하고, 더 잘 자고, 덜 먹을 수 있는 기회가 되어야 한다. 접시에 놓인 음식의 일부만이라도 남기고, 여성보다 남성이 지방을 빼기가 훨씬 더 쉽다는 사실을 기억하라. 여성의 유전자는 임신과 출산, 모유 수유를 위해 지방을 저장하도록 프로그래밍되어 있다. 우리 조상들은 야생에서 본인과 가족의 생존을 위해 민첩하게 사냥을 해야 했기 때문에 남성의 몸은 근육에 필요한 포도당을 빠르게 동원할 수 있도록 되어 있다. 테스토스테론은 지방의 연소, 즉 살을 빠지게 하는 데 유용한 호르몬이다.

노화예방에
한 획을 그은 프로그램

7장에서는 우리가 개인적으로 실행하는 노화예방 프로그램을 소개하려고 한다. 비타민, 미네랄, 항산화제, 지방산, 활성 물질, 프로바이오틱스, 식물, 약 등을 골고루 활용하며 당연히 호르몬 보충제도 포함된다. 이 영양제들에 관해 설명을 듣고 나면 완전한 노화예방 치료가 어떤 것인지 파악할 수 있을 것이다.

이런 프로그램은 많은 공통점이 있지만 각 개인의 신체적 특징과 상태에 따라 다르게 적용해야 한다는 사실을 기억해야 한다. 실제로 이 분야에서는 '맞춤형 치료'가 중요하다.

클로드 쇼샤르 박사의
노화예방 프로그램

- 비타민E 하루 400IU. 동맥을 보호한다. 검사 결과에 따라 비타민C와 글루타티온을 함께 처방한다.

- 마그네슘 하루 400mg. 스트레스를 완화한다. 인체 내 세포 수치를 최적화하고 부신샘에 유용하다.

- 포타슘(칼륨) 하루 600mg. 쇼샤르 박사는 일반 환자들의 평균보다 훨씬 더 많은 양의 포타슘과 마그네슘을 필요로 한다. 포타슘은 세포의 필수적인 원소이자 천연 이뇨제이다. 채소와 바나나를 포함한 신선한 과일, 다크초콜릿에 많이 함유되어 있다.

- 베타카로틴 하루 2만 5,000IU. 비타민A의 전구체이다. 갑상샘이 정상적으로 기능할 때만 복용 가능하다.

- 루테인과 제아잔틴 아침과 저녁에 2정. 이 2가지는 시력 보호에 큰 도움을 주는 항산화제다.

- 리코펜 하루 15mg. 전립선 보호제로 잘 알려져 있다.

- EPA / DHA(오메가3가 풍부한 피시오일) 하루 1g. 세포막 보호, 소염제. 복용하기 전에 혈중 수치를 검사해야 한다.

- 바이오틴과 결합한 알파지질산 하루 250mg. 항산화제.

- 아세틸 L 카르니틴 하루 500mg. 미토콘드리아의 활동을 증폭시킨다. 미토콘드리아는 세포 내에서 에너지를 생성하는 중요한 세포 소기관이다.

- N-아세틸시스테인 하루 600mg. 글루타티온의 전구체이자 해독제이다.

- L-글루타민 하루에 4회 500mg. 신체 회복 속도를 가속화하고 장 세포를 치유한다.

- 소화 효소 하루 800mg. 소화를 활발하게 하고 췌장을 보호한다.

- 프로바이오틱스 하루 5억에서 100억 개의 유산균. 장내 환경을 건강하게 하고 유익한 장내 미생물을 유지하도록 도움을 준다.

- 귀리 밀기울 소화가 잘 되도록 돕는다.

- 징코빌로바 하루 100mg 정제 형태로 복용. 항산화제 및 항응고제 역할을 한다.

- DHEA 하루 50mg.

- 프레그네놀론 하루 50~100mg. 기억력 회복에 도움을 준다.

- 멜라토닌 수면에 어려움을 겪을 때 잠자리에 들기 전 하루 3mg. 시차 때문에 잠을 못 이루는 경우 1mg.

- 테스토스테론 주사를 2개월에 1번씩 맞으면서 젤 형태의 DHT

를 1주일에 3번 바른다.

- 알파차단제 소변 문제를 개선한다.

- 프로카인 아나 아슬란 박사가 추천하는 고대의 노화 예방법.

클로드 달 박사의
노화예방 프로그램

- 천연 비타민C 하루 1,000mg. 해독 작용을 하고 스트레스를 완화한다. 신경전달물질을 관리하고 면역력 증강에도 매우 효과적이다.

- 비타민B 복합체(B_9, B_{12}) 클로드 달 박사는 유전적 원인으로 인해 종종 호모시스테인의 수치가 높아져서 1주일에 1번씩 비타민B 복합체를 약하게 복용해 수치를 8로 유지한다.

- 아연 하루 15mg. DNA에 아주 많이 들어 있고, 정액에도 들어 있다. 클로드 달 박사는 정기적으로 일어나는 아연의 결핍을 막기 위해 복용한다. 보통은 종합검진이 끝난 후 3개월 동안 복용하는 것만으로도 충분하다.

- DHA(오메가3의 일종) 클로드 달 박사는 지방산 검사에서 DHA

가 종종 부족하다고 나와 매일 저녁 식사 때마다 200mg씩 복용한다. 복용은 3개월을 넘기지 않는다. DHA는 세포막에 작용하며 저녁에 복용하는 것이 더 효과적이다.

- 코엔자임 Q10 하루 100mg. 체내 코엔자임 Q10의 일시적인 결핍을 채우고 싶을 때, 미토콘드리아를 보호하기 위한 목적으로 복용한다.

- 갑상샘호르몬 클로드 달 박사는 오랫동안 관련 병력이 있어서 매일 아침 60mg씩 갑상샘호르몬을 보충한다.

- 프레그네놀론 매일 아침 100mg. 클로드 달 박사의 자연적인 프레그네놀론 수치는 몇 년 동안 낮게 나타났다.

- 테스토스테론 지용성 젤 3% 1주일 중 4일, 아침 운동 후에 도포한다.

- 멜라토닌 매일 밤 잠들기 전 0.3mg. 수면 문제를 해결하는 데 도움이 된다.

이러한 보충제 외에도 우리는 경보와 같은 규칙적인 운동을 꾸준히 하고 있으며, 매일 밤 7~9시간 잠을 자려고 한다. 수면의 질 또한 높게 유지하려고 노력한다. 또 틈틈이 물리치료도 받고 있다. 기회가 되면 낮잠도 자는데 이때 20분을 넘기지 않도록 한다.

이 책에 나오는 모든 보충제의 특성, 일반적인 복용량, 사용 시 주의할 점 등을 자세히 설명한 표가 p.257부터 나온다. 표를 참고하여 복용 전, 의사와 잘 상의하기 바란다.

3부
남성의 美

1장

정복 가능한 대머리

여성들은 피부과 전문의나 성형외과 전문의 같은 전문가에게 치료나 몇 가지 시술을 받으면 외모를 눈에 띄게 향상시킬 수 있다는 사실을 잘 안다. 그렇다면 남자들은 어떻게 해야 할까?

남녀를 떠나서 외모가 특별히 중요한 직업이나 환경이 아니라면 외모에 과도하게 집착하는 것은 좋지 않다. 외모는 사람을 평가하는 기준이 되지 못한다. 하지만 연예계를 중심으로 공연, 패션, 언론 또는 커뮤니케이션 세계에서는 외모 지상주의가 다른 곳보다 우세하며 경쟁은 가혹하다.

남성은 여성보다 피부 면에서 장점이 있다. 남성의 피부는 여성에 비해 15~20% 정도 더 두껍고 단단하다. 만 30~35세까지는 여성보다 남성의 진피에 콜라겐이 더 풍부하다. 그래서 같은 나이대의 여성들에 비해 남성들이 대부분 더 늦게 주름이 생긴다. 하지만 피부에 일단 주름이 생기면 여성의 주름보다 훨씬 더 깊게 자리 잡는다. 그래서 여성에 비해 피부가 낫다고 자만할 수 없다. 우리는 이제 미용 의학을 통해 도움을 받을 수 있으므로 경주에서 뒤처져 주저하고 있을 이유가 없다.

이마에 수직으로 생긴 사자주름이 심각한 이미지 손상을 초래한다면? 코 가장자리에서부터 입가까지 팔자주름이 깊고 햇볕 때문에 눈가에 주름이 생겼다면 왜 방치하고만 있는가? 미용 의학 전문가에게 정기적으로 상담을 받으며 이러한 '시간의 쇠사슬'을 풀 수 있다.

변화하는 인식

오늘날 점점 더 많은 사람들이 미용 시술을 받으러 진료실 문을 두드린다. 다양한 자료와 조사 결과를 보면 지난 몇 년 동안 남자들의 의식이 많이 변했다는 사실을 알 수 있다. 이제 남자들도 자신의 외모에 많은 관심을 보이며 피부 관리에 시간을 투자한다. 좋은 피부 관리 제품을 소비하며 피부를 정성 들여 관리하고 있다.

그들의 생각이 옳다!

"미국 뷰티 시장은 1997년 이후 88% 성장했다. 그리고 2014 년까지 연간 11%의 성장률이 예상된다."고 《남성 미학(L'esthétique au masculin)》의 저자인 카트린 드 구르삭(Catherine de Goursac) 박사 가 말했다. 미국 성형외과협회에 따르면 남성의 성형수술은 2009 년과 2010년 단 1년 사이에 12% 증가했다. 수술 부위로는 눈꺼풀 수술(15% 증가), 리프팅(14% 증가), 남성 유방비대증 수술(8% 증가), 지방흡입(7% 증가) 등이 상위권을 차지했다. 화장품 시장도 미용 의 학 분야와 마찬가지로 남성 고객의 증가세가 두드러진다. 남성들 은 한 번에 끝나고, 치료로 인한 사회생활 중단 기간을 최대한 줄 일 수 있는 빠르고 효과적인 기술을 선호한다.

미용 의학으로 얻는 효과

피부

주름이 지고 잡티가 생겨서 칙칙한 피부는 글리콜산과 가벼운 필링으로 각질을 제거하고 탄력을 되찾을 수 있다.

손등의 반점은 '묘지의 꽃'이라고도 불린다. 이러한 반점은 피부 아래에 숨어 있어서 오랫동안 보이지 않지만 언젠가는 위로 올라온다. 다니엘 페낙(Daniel Pennac)은 그의 저서 《몸의 일기(Journal d'un corps)》에서 이 현상을 다음과 같이 설명한다. "글을 쓰는 동안 손등에 작은 커피 얼룩이 묻었다. 흐린 갈색이다. 나는 검지로 얼룩을 문질러 깨끗이 지우려 한다. 침을 묻혀서 닦아보지만 얼룩은 그대로다. 물감인가? 아니다. 물과 비누로도 지워지지 않는다. 손톱 브러시로도 안 된다. 이 문제를 스스로 확실히 해결해야 한다. 이것은 내 피부에 묻은 얼룩이 아니라 피부 자체에서 만들어진 것이다. 아주 깊은 곳에서부터 올라온 노화의 지표이다." 이렇게 손등에 생긴 시간의 흔적은 액체질소나 레이저 치료 1~2번만으로 지울 수 있다. 더 간단한 방법은 정기적으로 병원을 방문해 고주파 치료를 받는 것이다.

• 치료

일부 흉터는 피부 박피술로 완화할 수 있다.

한편 눈 밑 지방만큼 얼굴을 늙어 보이게 하는 것도 없다. 노화로 인해 생긴 눈 밑 지방은 성형수술을 통해 해결하는 것이 가장 효과적이다. 눈꺼풀 아래에 과도하게 축적된 지방을 제거하는 수술이다.

주름을 펴는 방법으로는 널리 입증된 해결책이 있다. 최근 노화 예방 의학 전문의들은 보톡스의 원료인 보툴리눔 독소를 사용하기도 하고, 사람의 몸속에 존재하는 다당류의 일종인 히알루론산을 피부에 주입하기도 한다. 이러한 방법들을 통해 30일 만에 무려 10년은 젊어 보일 수 있다.

리프팅은 축 처진 피부를 팽팽하게 끌어올리는 것이다. 사람의 얼굴은 나이가 들면서 광대뼈가 꺼지고 볼 한가운데가 움푹 파이면서 더 길어진다. 얼굴이 더 이상 달걀형이 아니고 볼살이 늘어지고 인중에 깊은 고랑이 생겼을 때 리프팅 같은 시술을 받으면 좋다. 프랑스의 유명 성형외과 전문의인 실뱅 보들로(Sylvain Baudelot)는 "리프팅은 얼굴 라인을 뚜렷하게 잡아주고 자신감과 용기를 심어 준다."라고 말한 바 있다. 피부 노화 증상은 식단 관리와 운동 또는 스트레스 관리로 일부분 개선되기도 한다.

머리카락

젊은 남성들의 가장 큰 두려움은 탈모, 일명 대머리가 되는 것이다.

풍성한 머리카락에 모든 힘이 집중되었던 삼손의 이야기가 현실이 된다면? 실제로 점점 더 많은 남성들이 머리카락을 지키기 위한 해결책을 애타게 찾고 있다. 방법은 여러 가지다. 탈모는 보통 몇십 년 동안 지속되고, 한번 시작되면 결코 멈추지 않는다. 그러다가 탈모 막바지에는 머리카락이 빠지는 속도가 더욱 빨라진다. 그렇게 되면 모발 이식 말고는 방법이 없다.

알다시피 탈모는 주로 남성에게서 나타난다. 특히 정수리 부위에 매우 흔하게 나타나며, 발생 시기는 개인별 차이가 있지만 보통 탈모 가족력이 있는 사람은 20대나 30대부터 모발이 점차 가늘어지며 탈모가 진행된다. 때로는 매우 이르게 사춘기 때 발생하기도 한다. 탈모가 진행되면 성욕이 감퇴된다고 걱정하는 남성들도 있다. 하지만 연구 결과 현재까지 탈모와 성욕 감퇴 사이에 어떤 상관관계도 밝혀지지 않았다.

대머리는 안드로겐 탈모증이라고도 불린다. 이 탈모는 유전적인 영향이 절대적이라서 피하기가 어렵다. 안드로겐 탈모증은 두피에서 안드로겐 수용체와 5-알파 환원효소의 기능이 지나치게 활발해짐에 따라 모근을 자극하는 DHT가 과도하게 생성되며 나타난다.

• 치료

가장 유명한 탈모 치료는 미녹시딜을 사용하는 것이다. 미녹시딜 로션은 효과적인 제품으로, 치료를 시작하고 첫 3~4주 동안은 오히려 탈모를 가속화하다가 그 후 탈모 진행 속도를 늦춰준다. 이 제품은 머리카락이 기름지게 된다는 단점이 있다.

먹는 탈모약으로 DHT의 생산을 억제하는 방법도 있다. 2가지의 5-알파 환원효소 중 하나를 억제하는 '피나스테리드'는 대표적인 먹는 탈모약으로 프로페시아, 프로스카가 있다. 피나스테리드와 달리 2가지 5-알파 환원효소를 모두 억제하는 '두타스테리드'는 아보다트로 대표된다. 먹는 약은 부작용을 막기 위해 적은 양을 장기적으로 복용하는 것이 바람직하다. 일부 남성에게서는 DHT의 감소 또는 억제가 매우 민감하게 작용해 성욕이 감퇴되기도 한다. 하지만 이와 같은 치료를 통해 탈모라는 고통스러운 적을 막아낼 수 있다. 의학 기술의 발달로 최근에는 6개월에서 1년이면 머리카락을 다시 자라나게 할 수 있다.

대머리는 외모 콤플렉스가 되기도 하지만 대사장애 초기 등 건강 면에서도 위험 신호가 될 수 있다. 대사증후군처럼 심혈관계 질환의 가능성이 있으니 주의를 기울여야 한다.

최신 탈모 치료법
• 환자의 인체에서 생성되는 성장 인자를 가져와 치료하는 자

가혈치료술(PRP)로, 두피에 직접 주입한다.

• 멜라토닌을 함유한 의료용 로션은 소량으로도 머리카락의 성
  장을 촉진한다.

뱃살

뱃살은 없애는 것이 좋다. 뱃살은 '러브핸들'이라고 불리는데 옆구리에 잡히는 지방 덩어리를 가리키는 이 표현이 귀엽기는 하다. 30여 년 전에 이브 제라르 일루즈(Yves-Gérard Illouz) 박사가 개발한 지방흡입술이 뱃살을 없애는 해결책이 될 수 있다. 지방흡입은 지방 제거에 효과가 있다는 것이 입증되었지만 수술 후 근육을 다시 만들려면 운동을 해야 한다.

가능하면 지방흡입술보다는 운동을 통해 뱃살을 빼기 바란다. 몸매는 스스로 만드는 것이라는 사실을 기억하라!

도리언 그레이의 시험에 대비하라!

남성 갱년기 치료와 미용 치료는 노화를 늦추고 자신감을 갖도록 도와준다. 식단을 관리하고 꾸준히 운동하는 건강한

남자가 허약한 노인보다 행복할 확률이 훨씬 더 높지만 치료에 대한 도착증은 피해야 한다.

프로이트는 도착증을 '목표에서 벗어나는 것'이라고 정의했다. 남성 갱년기 치료의 가장 중요한 목표는 '건강'이다. 원래의 목표에서 벗어나 '남성성을 강화하는' 것에만 초점을 맞추기 때문에 치료에 대한 도착증이 생긴다.

노화를 통제할 수 있다고 해서 '나이만 많은 젊은이'가 되는 것은 아니다. 오스카 와일드의 소설《도리언 그레이의 초상》은 악마에게 영혼을 팔아 젊음을 산 도리언의 모습을 그린다. 도리언이 죽을 때까지 보여준 젊은 얼굴 뒤에는 또 다른 얼굴이 숨어 있다. 젊음을 샀지만 초상화 속 그는 원래 모습으로 늙어가고 있으며, 그가 악행을 저지를 때마다 점점 더 일그러지고 추해진다. 영혼을 판 대가로 그는 점점 더 타락하고, 자신의 진짜 얼굴을 숨길 수 없다는 사실을 깨달으며 죽음을 맞이한다. 그가 죽은 후, 추악하게 늙은 그의 진짜 모습이 드러난다. 이 이야기는 치명적인 노화는 숨길 수 없고 그대로 드러난다는 진실을 우리에게 보여준다. 서둘러 처방한 호르몬만으로 20세 청년의 활력을 얻을 수 있다고 자만심에 빠지지 않기를 바란다. 마법의 약은 현실 세계에 존재하지 않는다!

호르몬 과다 복용으로 상담을 받으러 온 환자가 있었다. 그는 호르몬 처방에 앞서 필요한 검사들을 사전에 받지 않았고 너무 많은 양의 호르몬을 처방받았다. 이 과다 복용의 결과로, 그는 성적으로 완전히 미쳐 있었다. "이러다가 의자에서도 섹스를 할 것 같아요!" 그는 농담이 아니라 자신의 당혹스러운 상태에 대해 절박한 심정을 토로했다. 그에게 필요한 건 그저 호르몬의 균형을 다시 맞춰주는 일이었다. 다시 말해 최소한의 대체요법이 필요했을 뿐이다. 이처럼 남성 갱년기를 치료함으로써 노화를 예방하는 것은 좋은 일이지만, 치료법은 환자 개개인의 상태에 부합해야 한다는 사실을 기억해야 한다. 누구에게나 통용되는 치료법은 존재하지 않는다.

2장

다빈치 로봇, 전립선 비대증부터 암까지 완치하다

전립선은 '전립선 특이항원(PSA)'이라는 단백질을 생성하는 샘이다. 모든 남성의 혈액 속에는 전립선에서 만들어진 PSA가 있다. 이는 전립선 건강의 지표로서 전립선이 제대로 활동하고 있는지 확인할 수 있다. 혈중 PSA 농도는 혈액을 채취해 검사한다.

나이	정상 비율 ng/ml(밀리리터당 나노그램)
40~49세	< 2.5
50~59세	< 3.5
60~69세	< 4.5
70~79세	≤ 6.5

PSA,
문자 그대로 받아들여선 안 되는 결과

PSA 수치가 높다고 해서 반드시 암은 아니다. 선종이나 요로 감염으로도 갑자기 수치가 증가하는 경우가 있다. PSA는 실제로 전립선 세포가 얼마나 늘어났는지 파악하는 지표이다. 전립선 활성 조직이 많을수록 어느 정도까지는 수치도 계속 증가한다. 하지만 수치가 너무 높거나 급격히 증가했다면 전립선암의 가능성을 배제하더라도 더 많은 검사를 받아봐야 한다.

50대부터는 정기적으로 PSA 수치 검사를 받아야 한다. 특히 수치가 얼마나 빠르게 증가했는지 변화의 속도를 파악하면 전립선 조직 내에서 일어나는 일을 잘 알 수 있다. 1년 동안 PSA 비율이 0.6ng/ml 이상 증가하는 급속한 변화를 보였다면 각별히 주의를 기울여야 한다. 4ng/ml 이상 변화했을 때는 경고 신호로 볼 수 있다. 그럴 경우에는 추가 검사를 받아 더 많은 사항을 확인해야 한다.

미국의 한 연구에 따르면 과거와 비교해 최근 몇 년간 전립선암 사망률이 전혀 감소하지 않았다는 사실이 밝혀졌다. 하지만 검사 대상자의 거의 절반이 자의적으로 판단해 결과를 제출했다는 점을 고려한다면 이 편차는 크게 나타날 수 있다. 2012년 3월 유럽에서 실시한 전립선암 검진에 대한 연구에서는 전립선암의 특정 사망률이 최소 20% 감소했고, 더 중요하게는 전이 사망률이 40% 이상 감소했다는 사실이 밝혀졌다.

결론적으로, PSA 수치 자체는 전립선암 발병 위험과 그다지 큰 관련이 없다. PSA가 전립선의 크기와 불균형을 이루며 상승할 때만 더 많은 검사가 필요하다. 노화예방 전문의는 생체 조직 검사를 권할 것이다. 이런 증상은 선암인 경우가 가장 흔하며, 검사를 통해 악성 종양의 상태를 명확히 파악할 수 있다. 이를 글리슨 점수 (Gleason score)라고 한다.

현재 대부분의 경우, 비공격적인 암세포를 확인하는 데 생체 조직 검사가 필요하지만, PSA 수치가 10ng/ml 미만이거나 이전 검사 결과에 비해 증가하지 않았을 때는 모니터링만으로도 충분하다.

암 여부를 파악하기 위해 전립선 마사지 후 소변에서 채취한 세포를 가지고 새로운 PCA3 검사도 해볼 수 있다. 이 검사도 신뢰할 만하지만 정확한 내용을 알고 싶다면 비용이 많이 들기는 해도 전립선 조직검사를 따로 받아보는 것이 좋다.

검사 전 PSA 수치를 높이는 외부 요인

PSA 수치는 전립선의 크기에 따라 증가하는 경향이 있지만 직장 수지검사, 수술 또는 전립선의 일반적인 감염에도 영향을 받는다. 직장 수지검사는 전형적인 전립선 임상검사 중 하나이다. 이 검사는 전립선이 50g 이상인 경우를 제외하고는 전립선 크기에 대한 정확한 평가를 제공하지 않는다. 검사하기 전 주에 자전거를 탔거나 스파클링 와인을 마셨거나 성관계를 가졌다면 PSA 수치가 올라가는데, 특히 사정량이 검사에 큰 영향을 미친다.

전립선암
치료

미국의 전문가들이 분석한 결과, 50대 이후에는 남성 2명 중 1명이 미세하지만 전립선 악성 인자를 가지고 있으며 대부분은 암으로까지 진행되지 않는다. 큰 병으로 진행되는 경우도 있지만 극히 드문 일이므로 너무 불안해할 필요는 없다.

전립선암에 걸렸다는 진단을 받아도 너무 힘들어하지 않기를 바란다. 마음을 편안하게 갖고 긍정적으로 생각하는 것이 병의 악

12

화를 막는 데 도움이 된다. 수술이 결정되면 여러 전문의와 상의해서 치료 방법을 논의하길 바란다. 예전에는 수술만이 유일한 치료법이었지만 요즘에는 대체요법도 많이 존재하기 때문이다.

치료

전립선은 호르몬에 민감하다. 전립선 세포는 테스토스테론에 민감하며, 호르몬이 없으면 세포도 죽는다. 전립선암은 암 중에서 호르몬 요법에 유일하게 민감하다. 따라서 가장 먼저 시도하기 좋은 치료법은 테스토스테론 억제제 요법이다. 이 치료로 수년 동안 암의 진행을 억제할 수 있다. 테스토스테론 억제제의 종류는 총 3가지다.

- LHRH 작용제(루테이노스티뮬린) 테스토스테론은 고환에서 생성되지만 뇌 시상하부에서 분비되는 '호르몬 방출호르몬(LHRH)'이 테스토스테론 생성을 촉발하는 인자로 알려져 있다. LHRH 작용제를 투여하면 테스토스테론의 생성을 억제해 암세포의 증식을 막는다.
- 항안드로겐
- DHT 증식을 막기 위한 5-알파 환원효소 억제제 피나스테리드, 두타스테리드.

방사선 치료

방사선은 매우 많은 에너지를 가진 광선으로, 암세포를 직접 파괴하며 외과적 수술을 대체할 수 있다. 방사선 치료는 일반적으로 약 6주 동안 진행되며, 장기적으로 봤을 때 치료 효과는 수술에 비할 만하다. 방사선 치료의 효과는 몇 개월에 걸쳐 나타난다. 따라서 방사선 치료를 시작한 후 성욕 감퇴를 겪는 환자에게 이 치료가 성욕에 직접적인 영향을 미쳤다고 말하기는 어렵다.

냉동 수술

냉동 수술은 -40℃ 미만으로 냉각한 내시경을 요도에 삽입하는 수술로 이때 전립선이 부분적으로 손상된다. 하지만 일부분에서만 손상이 일어나기 때문에 크게 걱정할 필요는 없다. 이 수술은 특히 발기부전과 요실금 수술의 부작용을 줄일 수 있다. 냉동 수술로 인한 발기부전의 위험은 10%에 불과하다.

그 밖의 기술

• 초음파 또는 아블라텀(Ablatherm)에 의한 파괴 직장 내시경을 통해 전립선에 초점을 맞춰 초음파를 방출한다. 초음파는 다른 조직을 통과하면서 온도가 상승해 표적 영역에 있는 조직을 즉

각적이고 영구적으로 파괴한다.

• 방사성 요오드 요법 마취 후 방사성 요오드 입자를 이식하여 전 립선의 종양을 줄이고 병의 진행을 억제한다. 이 기술의 가장 큰 장점은 70%의 확률로 발기가 보존된다는 점이다.

• 다빈치 로봇을 이용한 전립선 절제술 이 수술은 전립선 내 병변에 매우 효과적이다. 종양을 뿌리째 없애고 90%의 확률로 성생 활이 가능하다.

- 주의 어떤 치료를 받았든 그 후 정기적인 모니터링이 필요하다. 매 년 해야 할 필수 검사에는 직장 수지검사와 PSA 검사가 있다. 1g의 선종성 용종이 0.35g의 PSA 물질을 생성하는 반면, 1g의 암세포는 3.5g의 PSA 물질을 생성한다. 하지만 불행하게도 재발을 감지할 수 있는 특별한 신호는 없다.

양성 전립선 비대증 치료

양성 전립선 비대증을 약물로 치료할 때는 피나스테리드(시브 로 프로스카)와 두타스테리드(아보다트), 이렇게 2가지 유형의 제품을 사용한다. 약물로 인해 성욕이 저하되는 경우도 있으니 의사와 상 담을 통해 복용량의 비율을 균형 있게 맞춰야 한다.

개인의 상태에 따라 호르몬 균형을 맞추고 유능한 의사에게 진료를 받으며 면밀한 추적 관찰을 한다면 호르몬 치료에 대해 큰 두려움을 가지지 않아도 된다.

또한 배뇨 장애를 개선하고 비뇨기관의 문제를 해결하는 수술 치료도 있다.

부작용

역행 사정이 발생할 우려가 있다. 역행 사정은 정액이 음경 끝에 위치한 요도를 통해 나오는 정상적인 사정과 달리 경로를 거꾸로 하여 방광으로 되돌아가는 사정을 말한다. 이러한 역행 사정은 요실금으로 이어지기도 한다. 다빈치 로봇을 이용한 수술은 역행 사정의 부작용이 발생하지 않는다.

IPSS는 '국제전립선증상점수(International Prostate Symptom Score)'로 전립선 비대의 진행 상황과 증상의 정도를 점수화해서 평가하는 문진표이다. 이 점수가 19점을 초과하면 증상이 심각하다고 볼 수 있다.

동아시아 남성은 예외

서구권에서는 50세 이상 남성의 절반이 양성 전립선 비대에 해당하고, 80세 이상 남성은 거의 모두 해당한다. 하지만 동아시아 남성들은 예외다. 연구 결과 중국인과 같은 인종인 동북아시아 남성의 경우 양성 전립선 비대는 50세 이상 남성의 6.6%에 불과한 것으로 나타났다. 그런데 서구권으로 이민을 간 동아시아 남성들은 여기에 해당하지 않는다. 이는 양성 전립선 비대에 식생활 같은 환경적 요인이 중요한 변수가 된다는 것을 시사한다.

전립선암과
양성 전립선 비대증 예방 치료

다빈치 로봇처럼 로봇이 진행하는 정밀한 치료 덕분에 앞으로 약 선택이나 개인별 맞춤 치료에 더 큰 발전이 있을 것으로 예상된다. 전립선암의 경우 문제되는 부위만 제거하는 초점 치료도 시행하고 있다. LED(발광 다이오드)를 사용하는 새로운 치료법도 나왔는데 이 치료는 현재 임상시험 중이다.

3장

말할 수 없었던
남자의 비밀

조루는 많은 사람들에게 여전히 금기시되는 문제다. 조루가 젊은 사람들에게만 해당하는 문제라는 생각은 잘못된 것이다. 1992년 프랑스에서 실시한 조사에 따르면 프랑스인의 37%가 가끔 혹은 자주 빠른 사정을 한다고 응답했다.

조루는 성적으로 매우 쉽게 흥분하는 남성들에게서 나타난다. 모든 게 너무 빨리 진행되기 때문에 오르가슴의 전조 현상과 감각을 잘 포착하지 못하는 것이다. 통계에 따르면 성관계 시간은 평균 3분에서 14분 정도라고 한다. 삽입 후 몇 초 또는 2~3분 이내에 사정하면 조루라고 할 수 있다.

조루의 여러 형태

전문가들이 진단하는 조루는 다음과 같다.

- 첫째, 성생활을 시작한 이후 내내 지속된 경우.
- 둘째, 성생활을 시작하고 오랫동안 문제가 없었다가 발생한 경우.

일반적으로 조루는 성관계 경험 초기에 가장 많이 발생한다. 이후에는 경험을 통해 자신을 통제하는 법을 배운다.

사정이란 무엇인가?

사정은 성적 흥분이 최고조에 이르렀을 때 발생하는 반사 현상으로, 요도를 통해 정액이 방출되는 것을 말한다. 사정은 다음과 같은 2가지 경우에 일어난다.

- 정액을 운반하는 배설관, 정액 소포와 전립선이 수축한다. 그 결과 강한 긴장이 발생하면서 정액이 방출된다. 이때의 긴장은 신체적으로 멈추거나 돌이킬 수 없는 '귀환 불가능 지점'

으로 사정이 불가피하다.

- 성적인 흥분이 정점에 달했을 때 음경의 아래쪽 근육이 수축
하면서 관능적 쾌감과 함께 정액이 방출된다. 사춘기 또는 성
관계를 시작한 지 얼마 안 된 시기에는 정액을 방출하지 않고
도 사정할 수 있다. 이 경우는 오르가슴의 반사 작용으로 일
어나는 현상으로서, 사정과 함께 시작되는 '귀환 불가능 지
점'과 혼동해서는 안 된다.

당뇨병, 고혈압, 비만, 만성 전립선염, 갑상샘 기능 저하증을 앓
고 있는 남성의 경우에 조루 위험이 증가한다.

조루의 2가지 유형

- 가성 조루 발기 상태가 나빠질 것이 두려워 서둘러 사정할 때
문제가 발생한다. 일반적으로 파트너와 정서적 유대감이 깊
어지고 신뢰가 회복되면 개선된다. 이런 유형은 약물로 치료
가 가능하다.
- 진성 조루 삽입 직후에 일어나는 조루로 이 경우 약물 치료 외
에도 테스토스테론을 강화해줄 필요가 있다. 치료와 더불어
섹스 테크닉을 발전시켜 문제를 해결하는 것이 가장 이상적

이다. 예를 들어 남성이 상반신과 골반을 앞으로 움직이면 음경이 질 입구에서 약간 후퇴한다. 이렇게 하면 사정하고 싶은 욕구는 지연시키면서 쾌감을 잃지 않고 성관계를 이어갈 수 있다. 파트너와 음모가 맞닿아 충분한 접촉을 유지하기 때문이다. 조루는 매우 섬세하고 진지하게 접근해야 할 문제이지만 이런 간단한 동작만으로도 50%는 증상을 개선할 수 있다. 우리는 조루를 의학적 응급 상태로 여긴다. 오늘날에는 조루 문제의 90%를 성공적으로 해결할 수 있다.

조루 치료제

오늘날에는 남성의 성생활뿐만 아니라 파트너의 성생활까지 변화시킬 수 있는 새로운 발기 치료제들이 있다. 이 약들은 발기 문제를 치료할 목적으로 만들어졌지만 조루 치료에도 큰 도움을 준다. 이러한 약은 뇌의 세로토닌 수치에 영향을 미친다.

성관계 1시간 전에 약을 복용하면 놀랍게도 사정을 5분 이상 지연시킨다.

- 트라마돌(토팔직) 주로 진통제로 쓰인다. 2013년 발표된 연구에 따르면 이 약은 실제로 효과가 입증되었고 위험하지 않으며, 체내에 잘 흡수된다. 복용량은 연령에 따라 25~100mg으로 다양하다.

- PDE5 억제제(비아그라, 시알리스, 레비트라 등) 대표적으로 비아그라가 유명하고 시알리스, 레비트라 등이 있다(바이엘이 판매해온 레비트라는 2020년 4월 한국에서 철수했고, 레비트라의 쌍둥이 제품인 종근당의 '야일라'가 시판되고 있다－편집자 주). 이 약들은 조루 문제를 직접적으로 해결하지는 않지만 발기를 안정적으로 유지해 사정을 통제할 수 있게 해준다.

- 클로미프라민 이 약은 우울증을 가라앉히는 항우울제이자 진정제로 사용된다. 알파 아드레날린 수용체의 길항제로도 쓰인다. 사정을 늦추는 데 도움을 준다.

- 리도카인 크림, 프릴로카인 등 이 치료제들은 음경의 감각을 둔화시키고 성적 흥분을 가라앉히는 마취제다.

새로운 치료법

• 다폭세틴(프릴리지) 조루증을 앓고 있는 남성의 경우, 뇌의 세로토닌 수용체가 사정을 지연시키는 신경전달물질에 제대로 반응하지 않는다. 다폭세틴은 세로토닌의 농도를 높여 조기 과잉 흥분을 억제하여 사정을 다소 지연시킨다. 이 약은 성관계를 하기 1~2시간 전에 복용해야 한다. 특정 항우울제, 세로토닌 재흡수 억제제(프로작)와 같은 계열로, 이 약은 이미 항우울제를 복용하고 있는 사람이 먹어서는 안 된다.

다폭세틴이 기적의 약은 아니다. 다만 사정을 3배 가까이 지연시킬 수 있다. 조기 사정을 할 때 사정까지 1분이 걸렸다면 3분으로 늘어날 것이다. 그 이상은 아니다. 게다가 가격도 꽤 비싼 편이다. 지출은 복용량에 따라 다르겠지만 알약 1개당 2만 원 안팎이다. 효과가 지속되는 시간은 몇 시간으로 짧다. 항우울제로서 그다지 좋은 약은 아니지만 일회성 조루 치료제로는 꽤 도움이 된다.

이 약의 가장 큰 장점은 의사와 따로 상담할 필요가 없어 자신의 문제를 드러내기 힘든 사람들에게 치료를 선물하고 스트레스를 해소해준다는 점이다. 이제 조루증을 앓는 남성들은 치료가 가능한 약이 존재한다는 것을 잘 안다.

- 디클로닌과 알프로스타딜 강력한 혈관 확장제와 구강 마취제 이 2가지 성분이 조합되어 효력이 좋기로 유명하다. 대표적인 상품으로 카버젝트, 뮤즈, 에덱스 등이 있다.
- 옥시토신 사람들 사이에 따뜻한 감정적 교류가 일어나거나 상대에게 애착을 느낄 때 분비되는 호르몬으로 스트레스를 빠르게 감소시킨다. 남성은 옥시토신의 영향으로 파트너와의 관계에서 안정감을 느끼며 발기가 지속되고, 이는 조루 증상의 완화로 자연스럽게 연결된다. 콧속이나 입안에 뿌리는 스프레이 형태로 손쉬운 사용이 가능하다.

조루 치료에 좋은 '스퀴징' 기술

성관계 시 절정을 느끼면 파트너의 질에서 성기를 꺼낸다. 그런 다음 그림과 같이 귀두 아래쪽과 음경 밑부분을 부드럽게 눌러 욕구를 조금 떨친 다음 성관계를 재개한다. 1번의 성관계에서 여러 번 반복할 수 있는 기술이다.

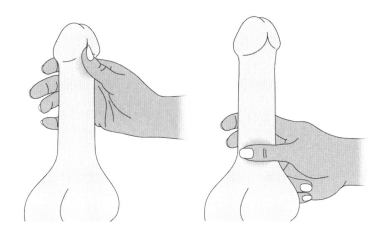

조루의 심리적 측면

조루는 부끄러운 병도 아니고, 그다지 치명적인 결함도 아니다. 많은 여성들은 조기 사정을 한 남자가 이기적이라고 생각하며, 본인의 쾌락만 중시하고 파트너는 쾌감을 느끼든 말든 관심이 없다고 여긴다. 하지만 실제로는 전혀 그렇지 않다. 남성의 머릿속에서는 정반대의 상황이 벌어지고 있기 때문이다. 조루를 경험한 후, 남자는 파트너에게 쾌감을 주지 못했다는 생각에 주눅이 들고 위축된다. 심리적으로 두려움을 느끼면서 움츠러들고, 이는 신체적으로도 근육이 수축되는 결과를 가져온다. 이로 인해 정액의 양이 더 빠르게 늘어나고 사정에 가속도가 붙는 악순환이 발생한다. 여자는 자신의 파트너가 될 대로 되라는 식으로 행동하고 있다고 생각한다. 하지만 사실 남자는 파트너에게 버려질까봐 두려움에 떨고 있을 것이다. 남자는 성관계에서 불안의 희생자이다.

남성들은 파트너와 대화하기 위해 노력해야 한다. 더욱 바람직한 일은 재활 치료를 받거나 적절한 약물을 복용하는 것이다. 이를 통해 잃어버린 남성성을 되찾고 성관계 시 사정 시기를 마음껏 결정하는 자유를 누릴 수 있다. 하지만 남자들은 파트너와 함께 이런 문제에 대해 이야기하는 것을 꺼린다. 자신의 남성성을 위협하고 성적 자신감을 떨어뜨리는 행동이라고 생각한다. 이 문제를 파트너에게 비밀로 하고 싶다면 사정을 지연시킬 수 있는 '기적의 약'을 복용하기 바란다.

섹스는 두 사람이 한다는 사실을 잊지 말자! 파트너의 역할은 필수적이다.

파리 생루이 병원의 비뇨기과 의사인 프랑수아 데그랑성(François Desgrandschamps) 교수는 말한다. "키가 큰 사람이 있으면 작은 사람도 있고, 빨리 달리는 사람이 있으면 조금 느리게 달리는 사람도 있다. 빨리 사정하는 사람도 있고, 조금 늦게 사정하는 사람도 있다는 사실을 받아들여야 한다." 문제의 근본에 심리적으로 접근해야 한다.

조루는 인지행동요법을 통해 근본 원인을 찾고 해결할 수 있다. 자신의 성적 능력을 의심하는 환자를 안심시키는 단순한 사실만으로 치료 효과를 크게 이끌어낼 수 있다. 약의 화학 성분은 단지 디딤돌 역할을 할 뿐이다.

파트너를 배려하는 작은 팁

① 부드러운 말로 파트너를 편안하게 하라.

② 너무 흥분하지 말고 전희를 지속하라.

③ 잠시 멈추고 동화되는 시간을 가져라.

④ 파트너에게 사랑의 말을 해주면 서두르지 않고 부드럽게 흥분을 높일 수 있다.

성관계 시 너무 서두르지 않도록 한다. 여성이 마음 깊은 곳에서부터 신뢰감을 느낄 수 있도록 하는 것이 중요하다. 진정한 남성성을 발휘하고 행동의 자유를 회복하는 가장 좋은 방법은 대화와 합의다. 이를 통해 연인과 부부는 마침내 하나가 되고 동시에 만족을 누리게 된다.

노화예방 의학 : 죽을 때까지 남자이고 싶은 남자들의 열망

더 오래 살고 건강하길 바라는 욕구는 어제오늘의 일이 아니다. 고대 중국과 인도의 학자들, 고대 그리스의 명의 히포크라테스와 로마의 명의 갈레노스를 합친 것 같은 과거 서양 의학의 선구자들 모두 같은 마음으로 노력했다. 영원불멸의 삶을 얻기 위해 영혼을 판 파우스트부터 크라나흐가 그린 훌륭한 명화 〈청춘의 샘〉에 이르기까지 수많은 문학과 회화 등 예술 작품도 물리적 시간의 한계를 거부하는 인간의 오랜 열망을 잘 보여준다. 중세의 연금술사들은 허무맹랑한 청춘의 샘을 찾아 죽음을 뛰어넘으려고 시도했다. 그리고 이는 고대 이집트 때부터 지속해온 일이다. 연금술사들은 죽음을 뛰어넘기는커녕 철학자의 돌을 찾는 것도 성공하지 못했다.

비록 인간의 오랜 열망이 실현되는 기적은 일어나지 않았지만 중세시대 때 30세에 불과했던 평균 수명이 18세기 말에는 35세, 과학과 보건의료 분야에서 획기적인 진보를 이룬 20세기 초에는 50세로 늘어났다. '100세 시대'라는 말이 입에 붙은 것처럼 현재 45세 이하인 사람들은 앞으로 100세 이상 살 것으로 기대되고 있다. 또한 학계에서는 2050년이 되면 인간의 평균 수명이 120세에 도달할 것으로 전망한다.

우리의 유전자는 지금껏 환경에 가장 잘 저항하고 제일 뛰어나게 적응한 것들만 살아남았다. 우리는 그 유전자들이 이룬 진화의 산물이다. 진화는 수백만 년에 걸쳐 이루어졌고 아직 끝나지 않았다. 우리 몸은 환경에 잘 적응함으로써 인류에게 유전자가 영속적으로 전해지도록 하는 교통수단이나 마찬가지다. 따라서 우리는 인류가 지금껏 역사를 이뤄온 것처럼 다시 어마어마한 도전에 나설 수 있도록 가능한 한 가장 훌륭한 유전자를 후세에 남겨줘야 할 중요한 의무가 있다.

인간은 게놈 지도를 완성하려고 할 것이며, 결국 이 의지는 수명 증가로 이어질 것이다. 우리 모두는 암이나 신경퇴행성 질환을 완벽하게 퇴치하길 원한다. 매년 6개월씩 수명을 증가시킬 수 있는 다양한 방법이 있다. 호르몬 대체요법 말고도 보건, 백신, 영양의 질, 생활환경 덕분에 여성과 남성 모두 수명이 10년은 더 늘어났기 때문이다. 따라서 노화를 더 이상 부담이 아닌 새로운 성장 요인으로 바라보아야 한다. 우리 사회도 이 점에 대해 점차 인식이 바뀌고 있다. 점점 더 늘어나고 있는 노인들은 더 이상 사회의 부담이 아니라 모든 의미에서 새로운 부의 원천이자 또 다른 힘이 될 수있다. 노인들은 연륜을 쌓아오며 습득한 지식과 경험을 바탕으로이 거대한 경제적·문화적 도전에 긍정적으로 대응할 가능성이 충분하다. 그들이 가진 여유 시간은 다른 모든 연령대의 사람들과 마찬가지로 활동적이고 창조적이며 사회에 쓸모가 있고, 그들과 사회가 부유해지는 데 도움을 줄 것이다. 이를 위해서는 무엇보다도 건강이 중요하다.

더 이상 노화를 방치하며 얼굴을 숨기지 마라. 수명이 증가하면 육체적인 질병과 정신적인 고통의 위험도 현저히 증가할 수밖에 없다. 그러니 나 몰라라 하다가 큰 고통을 받지 말고 적극적으로 노력하고 행동해야 한다. 의학의 발전은 우리가 가진 한계의 문을 점점 더 열어준다. 노화예방 의학은 질병을 예방하고 지연시킴으로써 더 나은 삶을 제공한다.

노화예방 의학은 이제 막 시작되는 단계라고 할 수 있다. 노화

예방 전문의도 아직까지 많지 않다. 노화예방 의학은 기존의 의학과는 분명한 차이가 있다. 노화예방 의학이 초점을 맞추고 있는 예방 분야는 다른 질병과 달리 사회보장제도에서 책임지지 않기 때문이다. 그러나 시간이 지날수록 점점 더 많은 사람들이 재산을 모으듯이 건강을 돌보고 싶어 할 것이다.

인간이 지난 2년 동안 건강과 관련해서 지출한 비용이 그 이전에 지출한 비용 모두를 합한 것과 비슷하다는 사실을 아는가? 이 점에 대해 생각해보지 않을 수 없다. 우리는 건강의 주체로서 스스로를 관리하는 법을 배워야 한다. '예방'은 치료보다 훨씬 효과적이다. 모든 사람들이 이 사실에 동의하지만 실제로 예방을 실천하는 경우는 매우 적다. 고대 중국인들은 환자의 건강이 유지될 경우에만 의사에게 돈을 지불했다. 우리는 아직 그런 채무를 요구받지는 않는다.

세계 인구의 기대수명은 하루에 6시간씩 증가하고 있다. 이처럼 인구 증가가 급진적으로 이루어져 전 세계 모든 사람들이 먹을 식량을 단기간에 공급할 수 있을지 의문을 갖는 사람들이 많다. 소비 문제만 우려하고 신경 써야 할 게 아니다. 노화 관련 질병을 예방하면 의료비 부담이 상당히 줄어들기 때문에 노화예방은 미래를 위한 투자라고 할 수 있다. 훨씬 좋은 해결책을 눈앞에 두고도 그냥 나이 들어가도록 방치하는 일은 합리적이지 않다. 노화예방 의학을 잘 활용하는 것은 건강을 돌보는 개인의 의지를 반영할 뿐만 아니라 모든 사람들의 복지를 위해서도 도움 되는 일이다. 미용 의학은 필수 불가결한 것은 아니다. 하지만 노화예방 의학에 대해서 사회적 의무감을 갖는 것이 필요하다. 이러한 관점에서 남성 갱년기 치료는 효과만 볼 수 있다면 완전한 예방이라고 할 수 있다.

또한 예방 치료는 최신 의료기기를 사용하여 개인의 상태에 대해 훨씬 뛰어난 정보를 제공한다. 유전학은 노화예방 의학을 시행하는 데 도움을 주는 학문 중 하나다. 오늘날에는 출생 혹은 그 이전인 배아 단계에서부터 특정 질환을 예측할 수 있다. 건강한 생활 습관을 유지하면 발병을 예방하거나 지연시킬 수 있다. 나노기술과 로봇공학이 그 과정을 가속화하는 데 도움이 될 것이다.

기대수명 연장과 관련하여 근로 시간, 연금 또는 삶의 질에 대한 문제는 이미 정치 문제로까지 확장되었으며, 현재 반드시 고려해야 할 사항이다. 하지만 의학은 사회적 합의보다 더 빠른 속도로 발전한다. 따라서 다음과 같이 또 다른 전망을 열어주는 새로운 형태의 예방법은 언제든 출현하기 마련이다.

• 암 같은 질병을 지연시키거나 막기 위해 특정 유전자의 발현

을 조절하는 기술.

- 백신을 통한 특정 암 예방 : 자궁경부암 등.
- 노화를 불러오는 만성염증과 산화작용 퇴치. 이는 새로운 예방 경로를 열어줄 것이다.
- 가족력, 유전에 의한 것일지라도 병의 원인이 되는 단백질 분해를 조절해 수명을 크게 늘릴 수 있다.

많이 움직이고 삶을 사랑하는 것이 중요하다. 남성 갱년기의 고통을 너무 심각하게 여기며 불안해하지 말고 열정적인 삶을 살아라. 이제 그 단점들을 어떻게 없앨지 잘 알고 있지 않은가. 여러분은 미래를 향해 나아가는 데 성공했고, 앞으로 이를 잘 실천하기만 한다면 큰 불편을 느끼지 않으면서 인생의 길을 걸어갈 것이다. 삶에서 마치 나이라는 게 존재하지도 않았고, 시간의 파괴와 같은 일은 일어나지도 않는 것처럼 남성 갱년기를 탈출할 것이다.

이제 여러분은 노화에 대해 아무 지식과 관심 없이 눈을 감아버리고, 노화 전문가의 도움 같은 건 더더욱 필요 없다는 듯이 나이를 먹으면 몸이 얼마나 망가질지 잘 안다. 그렇다. 우리는 여러분에게 느리지만 천천히, 더 빛나고 행복하게 나이 드는 방법과 성적 노화를 최대한 지연시키는 법을 알려주었다. 이것이 바로 우리가 이 책을 통해 남자 대 남자로서 여러분에게 가장 설명하고 싶었던 내용이다.

그 남자의 속사정

성욕 감퇴

크리스토프는 45세 남성으로, 대형 컴퓨터 회사의 영업부장이다. 결혼 20년 차이며 18세 아들과 16세 딸, 2명의 자녀를 두고 있다.

막 45세가 된 그는 요즘 들어 의문이 생겼다. 우선, 그는 밤에 자다가 2~3번씩 깨어나 화장실에 간다. 그 후 곧바로 다시 잠이 들지만 평소 생활하면서 종종 손이 저린 것을 느낀다.

몸무게를 유지하는 데도 많은 어려움을 겪고 있다. 40세까지는 항상 안정적으로 80kg 정도를 유지했다. 키가 185cm인 그에게 그 정도 체중은 괜찮다. 그런데 몇 달 전부터 균형이 깨졌다. 85, 86을 넘더니 급기야 90kg에 가까워졌다. 전처럼 많이 먹지도 않는데 이상한 일이었다! 그리고 식전주나 와인을 마시고 나면 몸이 부었다. 반지가 손가락에 꽉 끼고 벨트로 인해 허리가 불편해져 구멍을 바깥으로 하나 늘렸다.

하지만 무엇보다 걱정되는 일은 아침 발기가 거의 없어졌다는 것이다. 전에는 매일 아침 발기가 되었다. 하지만 이제는 아주 가끔 발기되고, 잠자리에서 일어났을 때 피로감이 심해졌다. 그리고 밤에 아내가 방에 들어와 그의 앞에서 옷을 벗어도 흥분이 되지 않는다. 성관계는 1주일에 1번 갖는 것이 최대이며, 그 이상은 전혀 생각이 들지 않는다. 확실히 예전보다 성욕이 줄고 뇌가 덜 에로틱해진 느낌이다. 그 증거로 낮에 성적 판타지에 빠지는 시간이 훨씬 줄어들었다. 보통 사무실이나 거리에서 예쁜 여자를 보면 눈길이 갔다. 그런데 이제는 그런 경우가 많이 줄었다. 무슨 일이 일어나고 있는 걸까? 그는 당황스럽다. 이제 예전의 자신은 사라진 것 같다. 여전히 아내를 사랑하지만 아내는 곧 그가 예전 같지 않다는 사실을 깨닫게 될 것이다. 질투심이 많은 아내는 그에게 애인이 생겼다고 믿을지도 모른다.

정말 마음에 드는 여자를 보면 여전히 욕구를 느끼기 때문에 성욕이 완전히 사라진 것 같지는 않다. 아직은 희망이 있다는 생각이 든다. 그는 이 분야 전문의에게 자신의 문제에 대해 얘기해야겠다고 생각했다. 하지만 민감한 문제이다 보니 누구를 찾아가야 할지 몰랐다. 설령 그쪽에 문제가 있다고 해도 병원에 가는 것이 잘하는 일인지 망설여졌다.

그는 아내와 이야기하기로 결정했다. 그의 문제는 아내에게도 걱정할 만한 일일 것이기 때문이다. 게다가 그는 아내도 성욕이 줄었다는 사실을 알아차렸다. 아내는 저녁에 일부러 피하려는 것처럼 일찍 잠자리에 든다. 가끔 성관계를 할 때도 아내가 쾌감을 덜 느끼고 별로 즐거워하는 것 같지 않다. 아니면 아내에게 다른 남자가 생긴 걸까? 너무 많은 생각이 떠오르기 시작했다. 가끔은 아내에게 일 때문에 출장을 간다고 거짓말을 해야 할 지경까지 이르렀다. 어쨌든 그는 아내에게 관심이 덜 가고, 아내도 그에게 예전보다 훨씬 관심이 줄었다.

그렇다면 크리스토프의 아내는 어떨까? 그녀의 이야기를 들어보자.

그녀도 크리스토프의 말이 사실이고, 남편에 대한 관심과 성적 욕구가 줄었다는 사실을 인정한다. 결혼한 지 20년이 되었으니 그와 함께하는 시간이 그저 반복되는 일상으로 다가온다. 그녀는 섹스 중에도 종종 다른 생각을 하고, 쾌감을 느끼려면 집중이 필요했다. 혼자 자고 싶은 날도 많아졌다. 그녀는 남편보다 몇 살 어리니까 섹스를 하고 싶은 마음이 예전보다 덜하다면 그건 남편이 원인일 확률이 높다. 예전보다 욕구가 줄었다고 해도 그녀는 남편보다 자주 원한다. 하지만 남편이 그녀를 덜 원하는 게 느껴진다. 저녁에 남편 앞에서 옷을 벗을 때 그는 이제 자신을 거의 쳐다보지도 않는다. 남편의 눈에 그녀는 투명인간이 되어가는 것 같다. 하지만 그녀는 자기관리에 많은 노력을 기울이고, 여전히 예쁘고 섹시한 란제리를 좋아한다.

남편은 섹스를 할 때, 전보다 훨씬 활기가 줄어든 게 느껴지고 지속 시간도 줄었다. 그녀는 피곤하고, 회사 일로 걱정이 있어서 그렇다는 남편의 말을 믿지 않는다. 어떻게 해야 할지 모르겠다. 그는 아내에게 항상 솔직했기 때문이다. 우리에게 무슨 일이 일어나고 있는 걸까?

어쨌든 나이가 들었으니 이런 변화는 감수하고 있다. 여성에게는 폐경이 있다. 남성에게도 그런 게 있을까? 그녀는 남성 갱년기에 관한 이야기를 들은 기억이 떠올랐다. 남편은 남성 갱년기를 겪고 있다는 생각이 들기 시작했다. 그녀는 남성 갱년기가 치료될 수 있는지, 어떻게 치료하는지 알고 싶어졌다. 자신의 갱년기를 치료

해주는 산부인과 의사는 증상을 극복하기 위해 곧 호르몬 치료를 시작할 것이라고 말했다. 안 그래도 폐경의 조짐이 보이고, 어느 순간 갑자기 얼굴에 뜨겁게 열이 오르는 등 불편을 느끼고 있었다. 그녀는 안심하고 치료를 받을 것이다. 그게 전부다. 남편은 분명 자신의 증상을 알고 있을 것이다. 남편은 왜 치료를 받지 않는 것일까? 남성도 호르몬의 영향을 받기 때문에 나이가 들면 남성성을 유지하기 위해 몇 가지 치료를 받아야 할 부분이 있을 것이다. 비아그라같이 발기부전에 효과적인 약도 있다. 그녀는 남편과 함께 대화를 나눌 시간이 필요하다고 생각한다. 확실한 해결책을 강구해야 하는 것이다.

크리스토프는 상담을 받기 전, 아내와의 관계를 회복하려고 노력했다는 점도 명확히 해야겠다. 20주년 결혼기념일을 축하하기 위해 그는 아내를 페리고르의 한 성의 호텔로 데려가 단둘이 주말을 보낼 계획도 세웠다. 아내는 매우 기뻐했고, 멋진 장소에서 샴페인과 반짝이는 샹들리에 불빛과 함께한 세련된 저녁 식사는…… 불행히도 실패로 돌아갔다. 크리스토프와 그의 아내는 전희 단계에서 더 나아가지 못했다! 집으로 돌아오는 길은 어색했고, 둘 다 절망적인 상황에 낙담하고 좌절했다. 이 일을 계기로 그들은 전문가를 찾아가기로 했다.

우리는 크리스토프의 검사 결과를 다시 한번 살펴보았다. 혈액 검사와 크리스토프가 겪는 문제에 대해 검토한 후, 그가 남성 갱년기 전후 증상을 보이고 있다는 것을 확인했다. 우리는 그에게 호르몬 처방을 권했고, 기력과 성적 활력을 되찾아주는 호르몬의 역할에 대해 설명했다.

치료는 간단하다. 매일 아침 아랫배와 허벅지 안쪽에 젤 형태의 DHT(안드로스타놀론)를 발라 호르몬이 몸 전체에 순환되도록 하기만 하면 된다. 여기에 더해 세포막을 보호하고 항산화제의 유연성을 향상시키기 위해 캡슐 형태의 오메가3 지방산을 보완적으로 섭취하여 노화를 늦추는 것을 목표로 했다. 또한 장내 유익균을 활성화하기 위해 프로바이오틱스를 먹도록 했다.

우리는 또한 매일 최소 30분 동안은 걸으며 신체 활동을 하고, 산책을 기본으로 어떤 운동이라도 1주일에 1번 정도는 하도록 권했다. 수면도 신경 써야 할 일이었다. 우리는 그에게 피로감을 가볍게 넘기지 말고 수면이라는 신체적 요구를 받아들이라고 말했다. 예를 들어 밤 10시 전이라도 졸리면 참지 말고 바로 잠자리에 들어야 한다고 당부했다.

빵을 비롯하여 혈당지수가 70 이상인 탄수화물도 줄이라고 조언했다(p.106 참고). 테스토스테론 투여는 '날씬해지는' 효과와 더불어 뱃살을 빨리 빼는 데 도움이 되기 때문에 계속 치료를 이어갈 것을 권했다.

크리스토프는 금세 건강이 좋아지고 활력을 되찾은 느낌을 받았다. 그는 실제로 몇 주 만에 30대의 성욕을 되찾았다. 그는 전립선 초음파 검사를 받고 3개월 후에 진료를 받으러 다시 왔다. 모든 문제가 개선되었고, 그는 여전히 의료진의 감독하에 치료를 계속하고 있다. 부부 관계도 눈에 띄게 좋아졌다.

피로감

53세인 피에르는 결혼했고 세 자녀를 두었다. 그는 품위 있는 모습을 유지하는 기업가이다.

그는 최근 입맛이 바뀌었다. 식습관이 달라졌고 달콤한 음식에 점점 더 끌린다. 또한 근육에 탄력이 사라졌다. 정수리 부근의 머리카락이 약간 빠졌지만 다른 부위의 체모 상태는 괜찮다. 잠은 전보다 약간 못 자는 것 같다. 새벽에 자주 깨고, 가끔 얼굴에 급작스럽게 열이 오르며, 때로는 일어나서 소변을 보러 가야 한다. 저녁 식사 후에 종종 피곤한 것 외에는 성관계에 특별한 문제는 없다.

아내도 딱히 요구하지 않는다. 그런데 피로감은 몇 년 전부터 점점 더 심해지더니 이제 아예 만성 피로를 겪고 있다. 그는 진료를 받으러 내원해 불편함을 호소했다. 특히 식사 후에 참을 수 없는 피로감이 밀려와 졸기 일쑤여서 아내가 짜증을 낸다. 비타민을 먹고, 일의 속도를 늦추고, 조금 더 걸었지만 아무 도움도 되지 않았다. 그래서 전문가에게 상담을 받기로 했다.

우리는 그를 진료했고, 그는 날이 갈수록 기력이 떨어지는 게 걱정이라고 했다. 그는 수년 동안 체중을 안정적으로 유지했다고 말했다. 하지만 검사하면서 보니 그의 배가 나온 것을 바로 알 수 있었다.

피에르는 전형적인 남성 갱년기 증상을 보였다. 며칠 후 실시한 혈액 및 소변 검사 결과, 여러 부분에서 호르몬의 상당한 감소가 눈에 띄었다. 전립선은 비뇨기과 의사의 진료를 받았는데 비정상적인 것은 전혀 발견되지 않았다.

우리는 그에게 간단한 건강검진을 받도록 했다.

- 혈액 분석 CRP(미세 염증 측정을 위한 C 반응성 단백질), PSA, 생체활용가능 테스토스테론, 총 지질 검사, DHEA 황산염, 호모시스테인, TSH, 페리틴, 비타민D, FSH, LH, 산화 스트레스 균

형 검사 등.

- 전립선 검사, 직장 내 초음파 검사

- BMI 검사(체질량지수), 지방량 및 근육량

- 골밀도 검사

이런 검사 결과를 바탕으로, 우리는 소량의 '경피적 테스토스테론 치료'를 제안했다. 몇 주 후, 그는 피로감을 훨씬 덜 느끼게 되었다. 더 이상 식사 후에 바로 잠들지 않고, 밤에 숙면을 취하며, 얼굴에 열이 오르지 않았다. 자고 일어나면 개운하고, 기분도 좋아졌다. 활력이 샘솟은 느낌이 들어 운동도 조금 더 하게 되었다. 그 결과 뱃살이 약간 빠졌다. 그는 매일 아침 20분씩 집에서 운동기구로 운동을 다시 시작했으며, 현재 신체적·정신적으로 대단히 만족하고 있다.

성기능 장애

장 루이는 61세이다. 결혼했고 성인 자녀 2명을 두고 있다. 엔지니어로 일해왔는데 이제 은퇴할 때가 가까워지고 있다.

그는 성욕이 없어져서 걱정이다. 몇 년 전만 해도 거리에서 예쁜 여자를 보면 기분이 좋았지만 이제는 아무렇지도 않다. 이러한 욕구 감소는 서서히 일어났는데 그는 그 사실을 깨닫지 못했다. 그런데 작년에 성관계 시 발기가 안 되는 일을 겪고는 충격을 받았다. 그 후 다른 불편한 증상들이 이유 없이 연달아 나타나기 시작했다. 그의 아내는 최선을 다해 그를 위로하면서 그건 중요하지 않다고 말했다. 그러나 최근 들어 아침 발기도 없었기 때문에 장 루이는 더욱 우울해졌다. 그는 스스로 "나는 더 이상 남자가 아니야."라고 말했고, 그 말이 머릿속을 계속 맴돌았다. 마침내 병원에서 상담을 받기로 결정했다.

이런 성기능 장애는 남성 갱년기의 대표적인 징후이다. 그러나 아침 발기가 안 된 지 1년이 채 되지 않았기 때문에 얼마든지 회복이 가능하다. 특히 그는 담배를 피우지 않고 술도 절제해서 마시고 운동도 꾸준히 해왔기 때문이다.

우리는 그에게 몇 가지 검사를 권했다.

- 혈액 분석 CRP, PSA, PSA 수치가 4 이상인 경우 프리 PSA, NFS, 생체활용가능 테스토스테론, 총 지질 검사, DHEA 황산염, 호모시스테인

- 전립선 검사, 직장 내 초음파 검사

- BMI 검사

- 골밀도 검사

- 음경 동맥 검사

검사 결과를 바탕으로 우리는 장 루이에게 아침마다 혀에 녹여 먹는 액상형 테스토스테론을 소량 처방했다. 약을 먹고 나서 뜨거운 음료를 마셔 약의 효과를 강화하도록 했다. 또한 잠자리에 들 때 아르기닌을 조금 복용하도록 권했다. 이 아미노산은 다음날 아침에 일어났을 때 발기가 잘 되도록 돕는다. 참고로 아미노산의 일반적인 복용량은 3~5g이다. 또한 테스토스테론과 성장호르몬을 회복시키기 위해 운동도 추천했다. 이 두 호르몬은 자연스러운 시너지 효과를 발휘한다.

치료를 진행한 지 몇 주가 지나자 장 루이는 다시 아침 발기가 시작되었고, 성적으로 새로운 젊음을 누리게 되었다. 자신감을 되찾은 것은 물론이다.

무기력

샤를은 85세이고 그의 아내는 80세이며, 2명의 자녀와 2명의 손자를 두고 있다. 그는 도시에서 은행 관리자로 일하다가 지금은 지방의 한 작은 마을에 살고 있다. 하루 중 가장 큰 즐거움은 정원을 가꾸는 일, 특히 장미를 돌보는 일이다.

얼마 전부터 그는 모든 일에 시들시들해졌고, 정원 가꾸는 일에도 훨씬 더 적은 시간을 보내게 됐다. 등은 점점 더 굽고 기억력도 쇠퇴했다. 그러니 자꾸 집에 혼자 틀어박히게 되고 더 이상 아무것도 하고 싶지 않다. 아내의 말에 투덜대거나 날카롭게 대꾸하는 일이 잦아졌다. 잠도 훨씬 더 많아졌다. 아침에 늦게 일어나고 잠깐씩 낮잠도 자는데 저녁에 또 일찍 잠자리에 든다. 샤를은 특별한 불만은 없지만 특히 활력 상실, 식욕 부진, 불쾌감 때문에 걱정스럽다.

전립선은 별 이상이 없다. 밤마다 1번씩 일어나 소변을 보는 정도인데, 그의 나이에는 지극히 정상적인 일이다. 종합검진에서는 특별한 질병이 발견되지 않았다. 다만 최근에 급속히 진행되는 노화 증상 때문에 괴롭다.

샤를은 혈액 검사에서 남성호르몬이 심하게 부족한 것으로 나타나 치료를 받기로 했다. 그는 나이에 맞게 지속성이 좋은 테스토스테론 주사 치료를 받았다. 몇 주 후, 그는 만족스러울 정도의 활력을 되찾았다. 바른 자세로 설 수도 있었다. 예전처럼 다시 외출을 하고, 친구들을 만나고, 새로운 계획도 세우기 시작했다. 정원의 장미도 다시 돌보고 있다. 살아갈 마음이 들고 미소도 되찾았다. 활력이 생기고 근육량이 회복되니 운동도 다시 할 수 있게 되었다. 차고에 처박혀 먼지가 수북했던 자전거를 이제 거의 매일 끌고 나간다. 근육이 생겨 운동 후 안락하고 기분 좋은 피로를 즐길 수 있게 되었고, 결과적으로 이전처럼 무기력하거나 힘들지 않다.

테스토스테론은 매일 '연소되는' 호르몬이기 때문에 몸을 계속 움직여야 하는데, 이러한 신체 활동이 결과적으로 테스토스테론 상승을 불러일으켰다. 그는 하루하루 지날 때마다 점점 더 에너지를 얻고 있다.

비만

마르셀은 63세이고 간호사다. 키가 164cm인 그의 몸무게는 120kg으로 적정 체중인 80kg을 훌쩍 넘겼다! 그는 1999년에 큰일을 겪었다. 화재로 집을 잃어버렸고, 그 후 트라우마에 시달리게 되었다. 당시의 손실을 메우려는 생각에 그는 여전히 밤낮없이 많은 일을 하며 산다. 라이프 사이클은 완전히 균형을 잃었고, 그는 밤낮을 가리지 않고 아무거나 먹었다. 수면 시간도 자연히 무너졌다. 그러자 몸무게는 점점 더 늘어나 120kg에 이르렀다. 그는 친구의 조언에 따라 과체중 문제를 해결하기 위해 고단백질 식단을 따르기로 했다. 이 방법으로 4~5kg이 빠졌지만 다이어트를 멈추면 요요현상이 일어나 금세 다시 빠진 몸무게의 2배가 쪘다. 기나긴 고난의 시작이었다.

고도비만 환자를 위한 위풍선 삽입술을 받았지만 4개월 동안 6kg밖에 줄지 않았다. 이 시술에 만족하지 못한 그는 외과 의사의 추천을 받아 위에 밴드를 묶어 크기를 줄이는 위밴드 수술을 받았고, 다시 만족스러울 정도로 살을 뺄 수 있었다. 1년 만에 12kg이 빠진 것이다. 하지만 위장에 묶어놓은 밴드는 일상생활을 하는 데 큰 방해가 되었고 몹시 견디기 힘들었다. 그는 위밴드를 다시 풀어야 했다. 그리고 그 후 10kg이 쪘다! 그동안 들인 수많은 노력과 절제, 고통과 돈이 사실상 아무것도 아닌 게 돼버렸다.

마르셀은 전문의의 상담을 받기로 했다. 의사는 그동안 늘어난 체중은 그가 1999년에 경험한 엄청난 스트레스에서 비롯되었다고 설명했다. 의사는 그에게 생활방식과 식습관을 완전히 재검토해보라고 조언했다. 마르셀은 일을 줄이고 이제 밤에는 일하지 않기로 했다. 그는 식습관이 잘못되었다는 것을 인식하고 균형 잡힌 식사를 하기로 했다. 피자와 인스턴트식품, 당분을 끊었다. TV 시청도 그만두었다. TV를 보다 보면 뭘 먹고 있는지 인식하지도 못한 채 간식을 마구 먹게 되기 때문이다. 그는 신선한 과일과 채소를 훨씬 더 많이 먹고 진정한 미각을 되찾았다. 그렇게 해서 1년 만에 12kg을 뺐는데 놀랍게도 식사 시간이 아니면 전혀 배가 고프지 않았다.

운동을 하지 않고는 제대로 된 체중 감량을 할 수 없기 때문에 처음에는 걷기와 수영부터 했다. 3개월 후 체중이 줄기 시작했을 때 그는 이전에 즐겼던 테니스를 다시 시작했다. 그는 심장 검사를 받고 나서야 운동을 재개해도 좋다는 허락을 받았다.

이제 그는 그의 이야기를 듣고 싶어 하는 사람들에게 말한다. "살을 빼고 싶다면 의사의 말만 무조건 따르지 말고 내면의 목소리에 집중하세요. 멈추지 말고 나아가세요. 당신은 올바른 길을 가고 있으니까요. 건강을 위해 살을 빼기로 결정한 것은 당신이므로 나중에는 스스로를 자랑스러워할 것입니다."

Q&A로 알아보는
남성 갱년기 탈출법

시간이 지날수록 점점 더 머리가 빠진다.
왜 그럴까?

나이가 들면서 머리카락이 빠지는 일은 지극히 정상
이다. 나이가 들수록 DHT를 만드는 효소가 점점 더 활성화되기
때문이다. DHT는 모근을 자극해 탈모를 유발한다. DHT는 테스
토스테론 자체보다 모낭, 전립선 등의 조직에서 3배 더 활성화되
며 유전성이 강하다. 따라서 '탈모 유전자'를 가진 남성에게만 탈
모를 일으킨다. 이 DHT의 과다 생성을 5-알파 환원효소라고 불
리는 물질로 차단하면 부분적으로는 탈모를 중단시킬 수 있다. 그

대신 성욕과 성적 능력은 줄어들 위험이 있다. 따라서 환자는 탈모가 진행되는 것을 계속 손 놓고 보고만 있을 것인가, 아니면 성욕을 부분적으로 희생하고 머리카락을 지킬 것인가 하는 딜레마에 빠지게 된다.

마찬가지로 여성의 경우에는 에스트로겐 과잉과 체내 남성호르몬의 비율이 문제가 되어 종종 말 엉덩이와 같은 모습으로 셀룰라이트가 축적된다. 이 문제를 해결하는 일은 남성의 탈모 진행을 멈추는 일보다 훨씬 더 복잡하다.

소변을 보려고 밤에 자주 깬다. 이래도 괜찮은가?

나이가 들면 전립선의 부피가 증가하고 괄약근은 약해진다. 전립선은 신경섬유로 연결되어 있으며 알파-아드레날린 신경계에 의존적이다. 전립선은 자율신경계의 지배를 받아서 교감 신경에 의해 수축된다. 또한 부교감 신경으로 생성된 정액을 배출한다. 그런데 나이가 들수록 이 시스템의 기능이 떨어진다. 전립선 비대는 부분적으로는 DHT의 수치에 달려 있다. 방광이 가득 차면 소변을 보고 싶은 욕구가 커지고 괄약근의 압력이 줄어드니 서둘러 일어나야 하는 일이 벌어진다. 어느 정도일 때 심각한 것일까? 밤마다 2번 이상 일어나야 한다면 다시 잠들기가 어렵거나 깊은 잠을 자기 힘들어진다. 이 문제를 해결하기 위해서는 근육의 탄력을 회복시키는 알파차단제로 알려진 약을 사용하면 된다. 약은 저녁에 복용하는 것이 좋다. 평균적으로 90%는 회복된다. 만약 본인에게 효과가 없다면 다른 약을 처방받을 수 있다.

항상 피곤한데
왜 그런가?

특히 늦은 오후에 피로를 느끼는 것은 전형적인 남성 갱년기 전조 증상 중 하나다. 테스토스테론이 결핍되면서 이러한 증상이 나타나는 것이다. 하루 종일 피로감이 지속되면 생체 활용 가능한 테스토스테론을 투여하는 것이 좋다. 반면 아침에 특히 피로가 느껴진다면 코르티솔이나 갑상샘호르몬이 결핍되었다는 징후다. 운동 후나 식사 후에 느끼는 피로감은 테스토스테론이 부족하다는 증거다. 몸의 탄력이나 활력이 감소하면서 피로가 생기고 우울감이 찾아온다. 이럴 때는 호르몬 대체요법이 균형을 회복하는 데 도움을 준다.

20대에는 사정하지 않으려고 애써야 했는데 이제는 사정하는 게 점점 더 어려워진다. 어떻게 해야 하나?

지극히 정상이다. 성욕은 고환 그리고 전립선의 정액 분비 능력과 직접적인 관련이 있다. 정액의 저장은 정낭에서 이루어진다. 20대 때는 인체에서 많은 정액이 분비되지만 50대부터는 정액의 분비와 배출이 절반으로 줄어든다. 60대가 되면 거기서 더 절반으로 감소한다.

그래서 20대 때는 하루에 여러 번 성관계를 가져도 아무 문제가 없다. 50대가 넘어서도 하루에 여러 번 성관계를 하려면 엄청난 에너지가 필요하다. 그러므로 나이가 들수록 정액을 아껴야 한다. 잘 비축해두고 때로는 사정하지 않고 성관계를 갖는 것으로 만족해야 한다. 남성의 성욕은 정액의 저장소에서 생겨나기 때문이다. 사정을 하고 나면 성욕은 일시에 사라진다. 소위 '무감각 상태'

를 거쳐 다시 뇌의 영역으로 돌아간다. 20대에는 이 상태가 몇 시간 동안만 지속된다. 하지만 나이가 들면서 이 시간이 점점 길어지고 성욕은 덜 급박하게 느껴진다.

50대에는 일주일에 2~3번 정도 성관계를 갖는 것이 바람직하다. 60대에는 일주일에 1~2번의 성관계도 단단히 벼르고 해야 한다. 그러므로 사정을 하고 못하고를 떠나서 가끔이라도 성관계를 할 수만 있으면 그 자체로도 완벽하다. 한번 참고, 다음에 관계를 가질 때는 성욕이 더 커질 것이다.

소변을 참기가 점점 더 힘들어진다.
특히 저녁에 술을 마셨을 때 더 그렇다.
어떻게 관리해야 하나?

술을 즐겨 마시면서도 소변을 효과적으로 참을 수 있는 방법이 있다. 이런 증상은 항이뇨호르몬인 바소프레신의 변화로 설명할 수 있다. 일반적으로 저녁에 술을 마시면 이뇨호르몬이 활성화되어 방광에 소변이 가득 차게 된다. 특히 저녁 식사를 할 때 연속으로 함께 술을 마셨다면 문제가 생길 수 있다. 이 경우 저녁에 포타슘 2정과 이뇨제 1정을 복용하면 문제를 해결하는 데 좋다.

반면에 테스토스테론을 에스트로겐으로 변형시키는 현상을 '방향족화'라고 부르는데, 이는 알코올 섭취로 활성화되고 배뇨 문제를 악화시킨다. 또한 남성의 가슴이 부풀어 오르기도 한다.

40세가 넘었는데 자위하고 싶은 나, 정상인가?

20대에는 성욕이 많고 섹스를 하고 싶은 욕구가 강렬하게 나타난다. 젊은 청년들은 시험 삼아 혹은 성욕을 가라앉히기 위해 자위를 할 수 있다. 나이가 들면서는 고환의 탄력이 줄고 정액 분비가 줄어들기 때문에 자위도 적게 하게 된다. 하지만 40대가 넘어서 자위하는 일이 비정상은 아니다. 자위를 통해 성욕을 억제하거나 통제할 수 있기 때문이다. 그 점에 대해서는 고민할 필요가 없다.

나이가 들면서 엉덩이가 평평하고 납작해진 것 같다. 주눅이 들어 사람들 앞에서 뒷모습을 보이지 않으려고 노력하게 된다. 어떻게 해야 할까?

남성의 엉덩이는 테스토스테론에 매우 민감한데 이와 같은 현상을 '테스토스테론 호르몬 민감성'이라고 한다.

테스토스테론이 부족하면 엉덩이 근육이 탄력을 잃고 흐물흐물해진다. 이런 단점을 피하기 위해 매일 엉덩이를 꽉 조이면서 계단을 올라가는 습관을 들일 필요가 있다. 또 거의 매일 운동하면서 테스토스테론 치료를 병행한다면 다시 탄력 있는 엉덩이 근육을 갖게 될 것이다.

성욕에 변화가 심해졌다. 왜 그럴까?

성욕은 뇌에서 시작하여 테스토스테론에 직접적으로 의존하는 메커니즘을 가지고 있다. 테스토스테론은 고환에서 생성되어 혈액을 통해 뇌 수용체까지 순환한다. 이것은 뇌에 성적인 생각과 상상을 불러일으킨다. 일정한 빈도로 성욕을 느낀다면, 여러분은 테스토스테론의 영향을 적절히 받고 있는 것이다. 하지만 여러분이 여성들을 보고도 아무 느낌이 없거나, 여성들이 여러분에게 '아무것도' 느끼지 못하는 때가 온다면 테스토스테론이 부족하다는 뜻이므로 호르몬 대체요법을 시작해야 한다.

몇 살까지
성욕에 저항해야 할까?

갱년기가 되면 호르몬이 급속도로 떨어지는 여성과 달리 남성은 테스토스테론 수치가 점차 감소하지만 0으로 떨어지는 일은 없기 때문에 남성의 성욕은 평생 지속된다.

남성의 몸에서는 테스토스테론 같은 남성호르몬뿐만 아니라 에스트라디올 같은 여성호르몬도 분비된다. 남성의 신체 내에서 이 두 호르몬의 비율은 남성호르몬이 3분의 2, 여성호르몬이 3분의 1이다. 여성의 몸에서는 에스트로겐 같은 여성호르몬이 3분의 2, 테스토스테론 같은 남성호르몬이 3분의 1의 비율로 분비된다.

50대부터 남성과 여성 모두 체내 남성호르몬과 여성호르몬의 비율이 달라진다.

여성은 갱년기부터 테스토스테론 수치가 증가해 가슴이 평평해진다. 가슴에 탄력을 주던 에스트로겐이 이제 충분히 분비되지 않기 때문이다. 또한 에스트로겐과 테스토스테론의 불균형으로 인해 코밑이나 턱 주변같이 얼굴에도 털이 자랄 수 있다. 남성도 테스토스테론과 에스트로겐의 불균형으로 인한 반갑지 않은 현상들과 맞닥뜨리게 된다. 몸이 전체적으로 둥글어지고 심지어 가슴이 여성처럼 부풀어 오른다. 반면에 같은 나이대 여성의 몸은 남성화한다.

여성은 폐경이 되면서 성욕이 사라지기도 한다. 여성의 성욕은 에스트로겐에 달려 있는데 폐경이 되면서 에스트로겐 수치가 바닥으로 떨어지기 때문이다. 하지만 모든 여성이 그런 것은 아니다. 오히려 많은 여성들이 생리와 임신으로부터 벗어나 폐경에 이르러 자유와 해방감을 느끼고, 테스토스테론 수치의 증가로 인해 폐경 후에 성관계 횟수가 2배로 늘어나기도 한다. 테스토스테론은 여성에게도 사랑의 호르몬이고, 에스트로겐에 비해 감소하는 속도가 느리기 때문이다. 특히 호르몬 대체요법을 받는 경우는 더 그렇다.

남성의 경우에도 호르몬 치료는 매우 유익하다. 근육의 탄력과 성적 쾌락을 계속 느끼도록 해주기 때문에 일상에서도 활력을 가질 수 있다. 이 경우 남성들은 전립선 관리만 잘하면 된다.

왜 이제 아침 발기가
안 되는 걸까?

아침에 일어나면 화장실부터 가고 싶어지고 그 때문에 해면체도 긴장을 하는 경우가 많다. 아침 발기가 더 이상 안 된다면 테스토스테론이 많이 부족하다는 신호다. 호르몬 치료를 받으면 충분히 고칠 수 있으니 안심해도 된다. 의사는 밤과 아침의 발기 상태를 진단하고 처방을 내릴 것이다. 보통은 3개월 정도 치료를 받으면 아침 발기가 돌아온다. 아침 발기는 혈관, 호르몬, 신경계 등 남성의 전반적인 건강 상태를 알려주는 지표다.

주의하라! 아침 발기가 없는 상태로 1년 이상 놔두지 말아야 한다. 그러면 치료 효과를 보는 데도 꽤 오랜 시간이 걸린다.

발기가 잘되게 하려고 알약을 복용하는데 적당한 복용량을 모르겠다. 어떻게 해야 할까?

대표적인 발기부전 치료제인 비아그라가 시판된 후, 몇 가지 다른 약들도 출시되었다. 그중에는 1일 복용량이 5mg인 시알리스처럼 복용량이 적은 약도 있다. 최대 10~20mg을 먹으면 발기를 유지하는 데 충분하다. 각자 자신에게 필요한 양을 알아야 한다.

합리적인 용량으로 좋은 효과를 얻을 수 있는 몇 가지 방법이 있다. 맛은 좋지 않겠지만 약을 씹어서 삼키는 것이다. 빈속에 먹으면 더 좋다. 그렇게 하면 30분 안에 효과가 2배나 빨리 나타난다. 성관계를 갖기 30분 전에 알약 반개를 복용하고 10분 후에 나머지를 복용한다. 복용량을 늘리고, 뜨거운 물과 함께 먹으면 더 효과적이다. 또 다른 팁이 있다. 작은 비닐봉지에 비아그라 100mg을 넣어 부수고 매일 아침 손가락에 물을 묻혀 약의 1/10을 찍어 먹는다. 이렇게 하면 주기적으로 음경에 혈액을 공급해 발기력이 훨씬 더 좋아진다.

시알리스의 효과 지속 시간은 최대 30시간에 이른다.

근육이 점점 줄어들고 탄력도 떨어진다.
왜 그럴까?

나이가 들면서 근육 밀도가 줄어드는 것은 지극히 정상이다. 주로 엉덩이, 장딴지, 사두근, 등 근육, 요추에서 근육 손실이 많이 일어난다. 흔히 골다공증은 여성에게만 나타나는 질병으로 알고 있는데 갱년기 남성 또한 골밀도가 줄면서 골다공증이 생길 수 있다. 테스토스테론이 감소하면서 자연스럽게 활력도 줄어든다. 또 물을 충분히 마시지 않으면 탈수 증상이 생길 수 있다. 근육을 구성하는 단백질을 충분히 섭취하고 운동도 꾸준히 해야 한다.

요약하자면 근육을 유지하기 위해서는 물을 충분히 마시고, 단백질이 많은 고기나 생선을 먹고, 적어도 하루에 5,000보 걷기와 같은 운동을 생활화해야 한다. 필요할 경우 의사와 상의해 호르몬 요법을 병행한다.

사소한 일로 아내에게 점점 더 화를 많이 낸다.
왜 그럴까?

남성 갱년기에 들어서면 테스토스테론 부족, 수면 부족으로 작은 일에도 쉽게 짜증을 낸다. 전형적인 남성 갱년기 증상 중 하나로 성격이 우유부단해지고 실행력이 떨어지기도 한다. 목표와 자신감 상실로 우울한 감정이 지속되기도 한다. 이런 감정에서 탈피하고 자신의 존재감을 주변 사람들에게 증명하고 싶은 마음이 공격성으로 표출되는 것이다. 50대 이상 남성의 공격성은 인식하기가 쉽다. 이는 특히 호르몬 대체요법을 통해 반드시 고쳐야 할 부분이다.

식사 후에 나른해지면서 졸음이 쏟아진다.
왜 그럴까?

식사 후에 바로 잠이 쏟아지는 이유는 몇 가지가 있지만, 주요 원인 중 하나는 혈액을 알칼리화하는 '식후 알칼리증' 때문이다. 알칼리증의 증상 중 하나가 쉽게 잠이 들도록 뇌의 수면 수용체를 자극하는 것이다. 따라서 나이가 들수록 식사 후에 더 나른해지고 졸음이 몰려온다. 이는 남성 갱년기에 발생하는 에너지 감소의 신호이기도 하다.

배가 나온다.
왜 그럴까?

남성의 '뱃살'은 여성의 '엉덩이'와 같다고 생각하면 된다. 배가 나온 남성들은 주로 '맥주 증후군' 때문인 경우가 많다. 맥주는 호르몬 모방성 식물인 홉을 주원료로 하는데 이것이 뱃살을 늘리는 원인이다. 다시 말해서 홉은 호르몬을 변형시키고, 호르몬이 지방과 합성하여 내장 지방을 형성한다. 이러한 내장 지방이 계속 쌓이면 복부 비만이 되는 것이다. 남성 갱년기에 지방을 연소하는 데 가장 좋은 호르몬인 테스토스테론이 감소하는 것도 증상을 악화시키는 요인이다. 내장 지방은 당뇨병, 심혈관 질환 및 대사증후군의 발병을 촉진하기 때문에 특히 위험하다. 또한 외부 지방에 비해 접근이 쉽지 않기 때문에 제거하기가 훨씬 어렵다.

맥주는 설탕보다 혈당지수가 훨씬 높다. 그러니 뱃살을 원치 않는다면 맥주는 반드시 피해야 한다. 맥주 한 캔보다 와인 한 잔을 마시는 게 낫다!

정액량이 점점 줄어든다. 정상인가?

지극히 정상이다. 테스토스테론이 결핍되면 정액 분비가 줄어든다. 정액 감소는 전립선과 면역력에 필수적인 아연이 부족해서 생기는 현상일 수 있다. 주로 호르몬 생식선 영양소를 기반으로 한 호르몬 치료를 하면 정액 분비를 다시 활성화할 수 있다. 이를 통해 고환의 분비 기능을 자극해 고환의 부피를 다시 키울 수도 있다. 50세가 넘어 정액의 양이 현저히 줄었다고 해서 이제 성관계는 끝이라는 의미로 받아들여서는 안 된다. 치료를 통해 정액의 양을 회복하면 된다. 남자에게 정액은 언제까지나 삶의 일부다.

60대에도
성적 판타지를 갖는 것이 정상인가?

성적 판타지는 나이와 아무 상관이 없다. 테스토스테론과 에스트라디올의 영향으로 뇌에 성적 욕망이 일어나면서 성적 판타지를 갖게 된다. 이제 더 이상 성적 판타지가 생기지 않는다면, 몸과 뇌에 테스토스테론이 부족하기 때문일 것이다. 이는 좋은 징조가 아니라 남성 갱년기가 확실하다는 뜻이다. 나이가 많은데도 성적 판타지를 갖는 것이 비정상이 아니라 그런 판타지를 다루는 방법을 모르는 것이 비정상이다. 나이 불문하고 성적 판타지에 잠기는 일은 남성성이 건강하다는 증거다. 다만, 모든 성적 판타지는 이러한 판타지의 실행을 멈추는 뇌의 메커니즘으로 억제할 수 있어야 한다.

가끔 발기가 잘 안 된다.
왜 그럴까?

발기는 성욕과 깊은 관련이 있으며, 테스토스테론에 의해 조절된다. 발기는 벨트 아래에서만 일어나는 일이 아니며 모든 것은 뇌에서 시작된다! 뇌가 음경을 움직이는 시스템에 명령을 내리고 발기를 촉발시킨다. 이 전체 과정은 호르몬 시스템과 기체 형태의 신경전달물질, 그중에서도 특히 시알리스, 비아그라, 아르기닌에 의해 증가하는 산화질소의 영향을 받는다. 발기가 잘 안 된다면 이는 호르몬 부족 때문이므로 호르몬 대체요법으로 고칠 수 있다. 당뇨병, 스트레스 또는 혈관 질환, 담배나 술로 인한 문제도 마찬가지다. 성생활은 모든 문제와 관련되어 있다. 철저한 위생 관리도 필수적이다.

가끔 성관계를 할 때 발기가 약하거나
아예 안 되는 경우가 있다.
어떻게 해야 할까?

너무 놀랄 것 없다. 나이와 상관없이 일어날 수 있는 일이다. 특히 50세부터는 발기가 잘 안 될 가능성이 있고 남성 갱년기의 징후일 수 있다. 이럴 경우에는 발기를 돕는 새로운 알약을 복용해야 한다. 알약은 성관계 1시간 전, 맛이 좋지 않더라도 빈속에 씹어서 복용하는 것을 권한다!

전희 도중에 정액이 약간 나왔는데
그 후로 발기가 잘 안 되고 성기도 축 처진다.
어떻게 해야 할까?

전희를 하는 동안 지나치게 흥분하면 사정하지 않고도 정액이 일부 흘러나올 수 있다. 요도에 위치한 샘에서 너무 많은 분비가 일어나 '사랑의 이슬'을 제공하는 것이다. 이때 너무 이르게 정액이 빠져나가면서 발기가 약해질 수 있다. 따라서 쾌감과 정액 분비 사이에 존재하는 '귀환 불가능 지점'을 주의 깊게 살펴야 한다. 이를 잘 조절하는 것이 관건이다. 성관계를 충분히 여유롭게 즐기려면 발기력을 유지해야 한다. 따라서 전희 단계에서 지나친 흥분을 자제하도록 노력해야 한다.

건강기능식품 :
강황부터 미네랄까지

식물성

바코파(바코파 몬니에리)

바코파는 전통적으로 불안, 인지 장애, 우울증, 뇌전증 등을 치료하기 위해 사용했다. 인지 능력, 특히 기억력과 학습 속도에 영향을 미친다. 진정제 효과도 기대할 수 있다.

복용량	주의사항 및 부작용
바코사이드 20% 표준 추출물, 하루 200~600mg을 3번에 나눠서 복용.	• 바코파는 진정제, 바르비투르산, 벤조디아제핀, 아편의 진통 효과를 높인다. • 속이 메스껍거나 입안이 건조해지며, 피로감이 동반될 수 있다.

강황(울금)

강황은 오래전부터 소화기 질환, 염증, 두통, 감염, 감기 등을 치료하는 약으로 사용되어왔다. 뉴런의 재생 기능도 있으며 강력한 항산화제다. 배에서 추출한 바이오페린은 생물학적 가용 능력을 자극한다.

복용량	주의사항 및 부작용
강황에서 추출한 커큐민 95%를 하루 200~400mg 복용.	• 담도 폐색, 담석, 간 질환이 있는 경우 섭취를 피한다. • 위궤양, 십이지장궤양이 있는 사람에게 강황은 지나친 자극제가 되므로 복용량을 늘리지 말아야 한다. • 혈전방지제나 항혈소판제를 복용하고 있는 경우 주의가 필요하다.

징코빌로바

은행잎 추출물은 항산화 물질이다. 또한 몸 안에서 혈액이 응고되지 않게 하는 항응고성 물질들을 포함하고 있다. 그 물질들은 특히 뉴런에 유익하다. 은행잎 추출물은 혈액순환과 관련한 여러 질환에 유용하다.

복용량	주의사항 및 부작용
은행잎 표준 추출물 매일 120~240mg.	• 이미 항응고제를 복용하고 있거나 고혈압, 당뇨병, 알츠하이머를 앓고 있는 환자는 복용할 때 특별히 주의해야 한다.

그리포니아씨 추출물(5-HTP)

서아프리카의 약용 식물인 그리포니아 심플리시폴리아의 씨앗에서 5-HTP라는 자연 물질을 추출한 것이다. 5-HTP는 신경전달물질인 세로토닌의 즉각적인 전구체 영양소가 되어 기분을 좋아지게 한다.

복용량	주의사항 및 부작용
하루 100~300mg. 복용 초기에 약간의 메스꺼움이 느껴진다면 50mg으로 시작하여 그 후 점차 늘려나가는 것이 좋다.	• 5-HTP는 항우울제 또는 체중 증가를 억제하는 약물과 함께 복용해서는 안 되며, 트립토판 또는 모노아민 산화효소(MAO) 억제제와 함께 복용해서도 안 된다. • 간 질환을 앓고 있는 사람은 5-HTP를 적절하게 조절하지 못하는 경우가 있다. • 자가면역질환이나 경화증을 앓는 사람들은 다른 사람들에 비해 더 민감할 수 있다.

붉은 효모 쌀

붉은 효모 쌀은 붉은 효모(모나스쿠스 퍼푸레우스)를 발효하여 만든 식품이다. 혈액순환을 개선하고 혈액 응고의 위험을 낮춘다.

복용량	주의사항 및 부작용
1.2g으로 규격화한 모나콜린을 하루 1~2번, 식사 중에 복용한다.	• 스타틴이나 섬유질과 동시에 복용하지 않는 것이 좋다. 코엔자임 Q10의 수준을 낮출 수 있으므로 CoQ10을 보충해주는 약이 함께 처방될 수도 있다. • 근육통이나 간 효소를 증가시킬 우려가 있다.

마카(레피덤 메예니)

전통적으로 마카의 뿌리는 신체에 활력을 주고 허기를 달래는 목적으로 사용되었다. 페루에서는 성기능 장애, 생식 장애를 치료하고 면역체계를 자극하는 데 쓰인다. 그뿐만 아니라 빈혈을 치료하는 데도 사용한다.

복용량
매일 500~1,000mg의 표준화된 마카 추출물.

쏘팔메토(세레노아 레펜스)

쏘팔메토 열매 추출물은 전통적으로 방광, 요도 및 전립선 자극을 치료하는 데 사용되었다. 테스토스테론이 DHT로 전환되는 것을 막아주며 양성 전립선 비대증 치료에 뛰어난 효과를 발휘한다. 전립선 세포의 성장을 감소시켜 요로 질환을 치료한다.

복용량	주의사항 및 부작용
하루 320~620mg, 효과는 보통 4~6주 후에 나타난다.	• 성욕이 줄어들 수 있다.

남가새 열매 추출물(트리뷸러스 테레스트리스)

중국에서 전통적으로 남성과 여성의 요로 질환, 생식기능 장애를 치료하는 데 사용되었다. 인도에서는 최음제 및 요로 질환에 유용한 약재로 인정받고 있다.

복용량
매일 40~50%의 사포닌으로 표준화된 프로토디오신 500mg.

빈포세틴

빈포세틴은 마다가스카르의 꽃인 빈카 마이너에서 추출하며 화학적으로 합성해 생산할 수도 있다. 기억력을 향상시키는 효능이 있어 유럽에서 인지 능력을 회복하는 약재로 널리 사용된다. 뇌의 혈류를 증가시키고 포도당의 사용을 늘린다.

복용량	주의사항 및 부작용
하루 10~30mg.	• 항응고제 또는 항혈소판제로 사용할 경우 특별한 주의를 기울여야 한다.

비타민

비타민B₃(나이아신)

니코틴산으로도 알려진 비타민B₃ 또는 나이아신은 성호르몬과 다양한 매개체를 만드는 데 필수적이다. 여러 에너지 경로에서 중요한 역할을 한다. 많은 효소들이 올바로 기능하는 데 필요하다.

복용량	주의사항 및 부작용
하루 900mg~2g.	• 간 질환, 십이지장궤양 또는 당뇨병 환자의 경우 복용을 피하는 것이 좋다. • 많은 양을 복용할 경우 발열, 얼굴과 목을 비롯한 상반신에 발열 증상을 일으킬 수 있다. 또한 위장 통증, 가려움증, 두통 같은 많은 부작용을 동반할 수 있다. • 알코올이나 뜨거운 음료와 함께 섭취하면 얼굴이 상기되거나 가려움증 같은 부작용이 발생한다. • 간질, 콜레스테롤, 고혈압, 제2형 당뇨병을 앓고 있어서 혈전방지제를 복용하는 심장 질환자라면 상태가 악화될 수 있다.

비타민B$_6$(피리독신)

비타민B$_6$는 음식을 통해 몸 안에 들어온 단백질이 여러 기능에 활용되도록 돕는다. 40세 이후 남성의 전립선암을 촉진하는 호르몬인 프롤락틴의 효과를 억제하는 특성을 갖고 있다.

복용량
피리독사민 염산염의 형태로 하루 1.4mg (유럽의 권장 복용량).

비타민B$_9$(엽산)

엽산은 비타민B의 일종이다. 유전물질을 합성하거나 잘못된 부분을 고치고 원활하게 기능하도록 하는 데 필수적이다. 엽산이 결핍되면 혈중 호모시스테인 수치가 올라간다. 엽산은 신체 내에서 5-MTHF(5-메틸테트라하이드로폴레이트) 형태로 존재한다.

복용량
식사 시간에 400~1,000μg.

비타민B$_{12}$

메틸코발라민과 아데노실코발라민은 비타민B$_{12}$의 생물학적인 활성형이다. 메틸코발라민은 인체가 수행하는 여러 가지 화학 반응에 필수적이다. 가장 일반적으로 판매되는 비타민B$_{12}$ 상품이 시아노코발라민과 메틸코발라민이다.

복용량
• 시아노코발라민은 하루 2.5μg. • 메틸코발라민은 일반적으로 정제된 형태의 약 1mg을 혀 밑에 녹여 먹는다. 1mg 용량으로 판매하는 시아노코발라민도 있다.

천연 비타민C(아스코르브산)

비타민C는 콜라겐을 생성하여 피부 노화를 예방한다. 노르아드레날린의 분비를 촉진하여 우울감을 개선하며 코르티솔을 분비해 스트레스를 없애준다. 비타민C는 강력한 항산화제로서 면역 기능을 활성화한다. 또한 독성 물질을 분해하고 제거하는 일을 포함하여 많은 기능에서 필수적인 역할을 담당한다.

복용량	주의사항 및 부작용
하루 500~1,000mg.	• 혈색소침착증 환자는 복용을 금한다. • 철이나 구리 같은 영양소와 함께 복용하는 것을 금한다.

비타민D

비타민D는 대부분 햇빛을 통해 얻을 수 있다. 인체가 자외선을 받으면 콜레스테롤이 피부에서 비타민D로 합성된다. 한국인은 90% 이상이 비타민D 부족 내지 결핍을 앓고 있다. 자외선이 피부 노화의 주범으로 알려지면서 사람들이 햇볕을 쐬는 것을 극도로 경계하며 이와 같은 현상이 벌어졌다. 부족한 비타민D는 햇빛 노출과 더불어 음식, 비타민D 영양제를 섭취하여 보충해줘야 한다.

비타민D_2(에르고칼시페롤)와 D_3(콜레칼시페롤)가 신체에서 가장 활발하게 활동한다. 비타민D는 칼슘의 흡수를 돕는다. 또한 전립선 암과 같은 암의 위험을 줄이고 면역력을 강화하는 중요한 역할을 한다.

복용량	주의사항 및 부작용
혈중 수치에 따라 하루 1,000~2,000IU. 최대 복용량은 4,000IU.	• 고칼슘혈증 환자는 비타민D 보충제 복용을 피한다. • 신장 질환을 앓고 있거나 디곡신 또는 티아지드를 복용하고 있는 환자는 주의가 필요하다.

비타민E

비타민E는 4가지 토코페롤과 4가지 토코트리에놀로 구성되어 있다. 비타민E 중에서도 알파 토코페롤은 뛰어난 항산화제로 가장 강력한 활동을 한다. 알파 토코페롤은 전립선암을 예방한다.

복용량	주의사항 및 부작용
하루 100~800IU. 합성 토코페롤보다 천연 알파 토코페롤이 좋다.	• 항응고제 또는 항혈소판제를 복용하는 사람들은 피해야 하며, 수술을 앞두고 있다면 30일 전부터 복용을 중단해야 한다. • 비타민E는 결핍이나 과잉 모두 건강에 위험하기 때문에 복용을 결정하기 전에 혈중 비타민E 수치 검사를 받는 것이 좋다.

미네랄

칼슘

칼슘은 인체에서 가장 풍부한 광물이다. 칼슘의 99%가 뼈와 치아에 집중되어 있다. 나머지는 모든 세포가 근본적으로 원활하게 기능하도록 돕는 역할을 한다. 또한 신장 기능, 혈액 응고 및 여러 효소가 활성화하는 과정에 관여한다.

복용량	주의사항 및 부작용
하루 800~1,200mg 또는 하이드록시아파타이트 미세 결정 칼슘(MCHA) 250mg.	• 칼슘은 비타민D와 함께 복용해야 한다. 연구 결과 남성 갱년기 때, 칼슘이 동맥에 쌓인다는 것이 밝혀졌다. • 부갑상샘기능항진증, 만성 신장 질환, 신장 결석 또는 전립선 비대증을 예방하는 차원에서 사용한다. • 다량의 칼슘을 복용하면 전립선암과 뇌경색 발병 위험을 높인다는 연구 결과가 있다.

크롬

에너지 생산에 필수적인 포도당을 세포에 전달한다. 췌장 호르몬인 인슐린을 자극하여 혈중 포도당 농도를 정상으로 유지하고 포도당의 대사 과정에 관여한다.

복용량	주의사항 및 부작용
크롬 피콜리네이트 하루 100~200μg.	• 크롬은 당뇨병을 예방하고 치료하는 데 효과가 있는 특정 약물의 기능을 향상시킨다. 반면 저혈당증을 일으킬 수 있다는 단점이 있다. 갑상샘 약제의 흡수를 억제할 수 있다.

철분

적혈구와 헤모글로빈이 정상적으로 기능하도록 돕는다. 산소를 각 조직으로 운반하는 데 기여한다.

복용량	주의사항 및 부작용
하루에 철 피돌레이트 정제 2정. 예를 들어 Nat&Form 제품은 14mg.	• 부족한 경우에만 섭취해야 하며, 체내 저장량을 측정하기 위해 페리틴을 투여한다.

마그네슘

신경이 정상적으로 기능하고, 심장이 규칙적으로 뛸 수 있도록 돕는다. 건강한 면역체계에 기여하며 뼈를 튼튼하게 한다. 또한 혈당 수치를 조절하고 정상 혈압을 유지하며 단백질 합성과 에너지 대사에 관여한다. 양성 전립선 질환을 치료하는 데 효과적이다. 비타민B6와 균형을 이뤘을 때 근육 기능이 향상되고 근육 이완도 용이해진다. 비타민B6는 세포 내로 들어오는 마그네슘의 양을 증가시킨다.

복용량	주의사항 및 부작용
구연산 마그네슘 하루 375~800mg.	• 다량 섭취하면 변비약과 같은 효과를 낸다. 비스글리시네이트 또는 글리세로인산 칼슘 같은 일부 마그네슘염은 변비약 효과가 덜한 대신 가격이 비싸다.

포타슘

중탄산 포타슘은 뼛속의 칼슘이 빠져나가지 않게 도와준다. 또한 근육량과 혈압을 유지하는 역할을 한다.

복용량	주의사항 및 부작용
구연산염 형태의 포타슘 하루 750mg.	• 신장에 문제가 있을 때는 복용을 피해야 한다. • 포타슘을 과다 복용하면 위를 자극할 수 있다.

셀레늄

셀레늄은 인체에 필수적인 미량 원소로서 강력한 항산화작용을 하여 노화를 예방한다. 면역 기능을 강화하고 발암물질의 유입을 차단하며 간을 보호하는 등 중요한 역할을 수행한다. 셀레늄 보충제를 복용하면 전립선암의 위험이 줄어든다는 연구 결과가 있다.

복용량
하루 100~400µg. (유럽의 권장 복용량은 55µg).

아연

아연은 필수 미네랄이자 항산화제다. 면역체계, 남성의 생식기능, 성장호르몬 활동 등 신체의 여러 부분에서 중요한 역할을 담당한다. 아연이 결핍되면 골다공증이 생길 수 있다.

복용량	주의사항 및 부작용
글루코네이트 또는 구연산 형태의 기본 아연을 하루에 10~15mg 섭취한다.	• 부작용으로 메스꺼움, 복통, 변비 또는 설사를 유발할 수 있다.

항산화제

루테인과 지아잔틴

루테인과 지아잔틴은 과일과 채소에 풍부한 항산화 물질인 카로티노이드의 일종이다. 특히 우리 눈의 망막 황반이라고 하는 망막의 중심부에 집중되어 있다. 노화현상으로 나타나는 황반 퇴화(LMD)를 막는 데 도움이 된다.

복용량
루테인 20~40mg, 지아잔틴 4mg.

리코펜

이 천연 색소는 토마토, 수박, 자몽, 파파야 등 많은 과일과 채소의 붉은빛을 낸다. 암, 특히 전립선암이나 심혈관 질환 같은 만성 질환의 위험을 감소시킨다.

복용량
하루 15~40mg을 식사 시간에 복용한다.

필수지방산

오메가3 EPA/DHA(피시오일)

EPA(아이코사펜타엔산)와 DHA(도코사헥사엔산)는 차가운 바다에 사는 고등어, 꽁치, 연어, 정어리, 청어, 가다랑어 같은 등푸른생선에 풍부하다. EPA와 DHA는 오메가3 불포화지방산에 속한다. 오메가3는 이 밖에도 견과류와 유채씨유(카놀라유)에도 많이 들어 있다.

오메가3는 소위 '좋은 기름'이라고 할 수 있으며, 혈액순환에 좋고 탁월한 항염증 효과로 인해 당뇨와 비만 등 많은 질병을 개선하고 치료한다. 최근 오메가3가 우울증이나 알츠하이머 질환에도 도움이 된다는 연구 결과가 밝혀져 놀라움을 더하고 있다.

복용량	주의사항 및 부작용
EPA: 하루 155~1,600mg. DHA: 하루 115~1,800mg.	• 혈전방지제와 함께 복용하면 안 되며, 수술을 받기 전에 복용하는 것을 금한다. • 혈액 검사에서 아라키돈산(오메가6) 과잉으로 나온 경우에는 복용을 피해야 한다. • 혈중 오메가6 수치는 고기, 달걀, 해바라기씨유 등을 적게 섭취하면 낮출 수 있다.

유기물

아세틸 L-카르니틴

아세틸 L-카르니틴은 노화로 인한 신체 기능의 약화나 퇴행으로부터 세포를 보호한다. 또한 기분을 좋게 하고 기억력과 인지 능력을 향상시킨다. 음식을 통해 섭취한 지방이 에너지와 근육으로 쉽게 전환되도록 한다.

복용량	주의사항 및 부작용
하루 500mg을 빈속에 6회 복용.	• 갑상샘에 문제가 생기면 복용을 중단한다. • 낮에만 복용하는 경우 자극적으로 느껴질 수 있다. • 메스꺼움이나 설사 같은 위장 장애를 일으킬 수 있다.

알파리포산

알파리포산은 보편적인 항산화제로서 세포막을 통과하고 뇌의 지질과 신체의 수분에서 항산화작용을 수행한다.

R-알파리포산은 다른 형태로 된 것보다 생체이용률이 더 높다. 즉 신체에 더 효과적으로 흡수, 이용된다. 바이오틴은 알파리포산의 흡수에 도움을 준다.

복용량	주의사항 및 부작용
R-알파리포산 300mg 캡슐 1~2개를 빈속에 먹는 것이 좋다.	• 알파리포산은 혈당을 낮추기 때문에 저혈당증 치료를 받고 있는 환자는 주의를 기울여야 한다.

아르기닌

혈관 확장에 관여하는 아미노산이다. 특히 아침 발기를 돕는 역할을 한다. 또한 수면에 도움을 주며 밤에 천연 성장호르몬 분비를 최대치로 끌어올린다.

복용량	주의사항 및 부작용
매일 취침 전 5g.	• 대상포진이나 헤르페스 병력이 있을 경우 복용을 피한다.

코엔자임 Q10

코엔자임 Q10은 세포의 에너지 생산과 심혈관 시스템을 원활하게 유지하는 데 필수적이다. 뉴런의 에너지 생산에도 관여한다. 콜레스테롤을 낮추는 약인 스타틴은 코엔자임 Q10의 수치를 모든 세포가 적절하게 기능하기 위해 필요한 수준 이하로 낮출 수 있다.

복용량	주의사항 및 부작용
하루 60~400mg.	• 당뇨병이 있을 경우 코엔자임 Q10 복용 중에 혈당 조절이 자주 필요하다. 임상연구 결과, 제2형 당뇨병의 경우 혈당 조절 기능과 베타 세포가 활성화할 수 있다고 밝혀졌다.

DMAE(디메틸아미노에탄올)

아세틸콜린의 전구체이다. 정어리나 멸치 같은 생선에 천연 상태로 존재한다. 기억력과 인지 능력을 끌어올린다.

복용량
하루 130~390mg.

소화 효소

가장 중요한 소화 효소는 단백질을 분해하는 프로테아제, 탄수화물을 분해하는 아밀라아제 그리고 지방을 분해하는 리파아제다. 이 효소들은 음식을 분해하여 소화를 돕는다.

복용량
식사 때마다 혼합한 효소 800mg(캡슐 1~2개).

글루타티온

글루타티온은 신체의 거의 모든 세포에 존재하는 작은 분자다. 글루타티온이 없으면 세포는 통제되지 않은 산화작용으로 붕괴된다. 또한 인체는 바이러스, 박테리아 그리고 암의 공격에 저항하기 어려워지며, 간은 더 이상 해독작용을 할 수 없게 된다. N-아세틸시스테인은 글루타티온의 훌륭한 전구체다.

복용량
정제된 형태의 약 500mg을 혀 밑에 넣어 녹여 먹는다.

L-글루타민

피로를 풀어주고 각성 능력과 기억력을 향상시키는 등 뇌 건강에 도움을 준다. 장 세포를 치유하고 뇌에서 균형을 이루는 역할을 하는 신경전달물질인 GABA 시스템을 자극한다.

복용량
하루 2~4g씩 식사 때마다 2~4회 복용.

N-아세틸시스테인

아미노산 유도체로서 산화 스트레스로부터 세포 및 세포 구성 요소를 보호하는 황화물을 함유했다. 글루타티온의 훌륭한 전구체이며, 영양제로서는 글루타티온보다 효능이 더 탁월하다.

복용량	주의사항 및 부작용
하루 600mg씩 2~3회.	• 신장이나 위궤양 질환이 있는 사람은 복용을 금한다. • 장기 복용할 경우 아연과 구리도 함께 복용하는 것이 좋다.

포스파티딜콜린

레시틴이라고도 불린다. 뇌의 상당 부분을 구성하며, 세포막을 구성하는 주요 성분이다. 노화로 인한 인지 능력 저하를 예방하려면 이를 충분히 섭취해야 한다.

복용량
하루 150mg.

포스파티딜세린

뇌세포막에 많은 양이 존재하며, 특히 인지 능력과 기억력을 발달시킨다. 인체에서 합성되지만 나이가 들면 그 양이 충분하지 않으므로 외부에서 공급해줘야 한다.

복용량
하루 150mg.

그 밖에

멜라토닌

멜라토닌은 어둠에 반응하여 뇌의 솔방울샘에서 분비된다. 뇌가 밤낮을 구별해 수면 주기를 조절하게 해준다. 따라서 수면을 개선하고 시차 적응을 용이하게 해준다. 또 노화와 질병을 예방하고 젊음을 유지해주는 강력한 항산화제이기도 하다.

복용량	주의사항 및 부작용
잠자리에 들 때 하루 0.3~3mg.	• 수면제나 다른 진정제와 함께 복용하는 것을 금한다. • 우울증, 계절적 정서장애, 조현병, 자가면역질환, 천식 환자 또는 스테로이드제, MAO 억제제를 복용하는 사람들에게는 금지될 수 있다. • 당뇨병 환자는 주의해서 복용해야 한다.

프로바이오틱스

프로바이오틱스는 인체가 건강을 유지하도록 도와주는 살아있는 미생물이다. 일부 세포의 성장과 미생물 재생을 통해 장내 환경에 유익한 균주를 증식시키고 유해균을 억제한다. 이로 인해 장이 튼튼해지며 면역력이 강화되는 등 인체가 건강해진다. 프로바이오틱스는 대표적으로 비피도박테리아 계열의 균주와 락토바실러스 계열의 균주로 나뉜다. 비피도박테리아 계열에는 비피도박테리움 락티스, 비피덤 등이 있고, 락토바실러스 계열에는 카제이, 산성필루스 등이 있다. 이 밖에도 두 계열에 다양한 균주가 존재한다. 연쇄구균 또한 프로바이오틱스에 속한다.

복용량
균주에 따라 다르므로 약사에게 조언을 구하는 것이 좋다.

참고문헌

- *Votre santé par les jus frais de légumes et de fruits,* Norman W. Walker, éditions d'Utovie, 2003.
- *Je ne veux plus fumer,* Dr David O'Hare, Thierry Souccar, 2013.
- *L'Esthétique au masculin,* Dr Catherine de Goursac, Ellébore, 2011.
- *Le Journal d'un corps,* Daniel Pennac, NRF Gallimard, 2012.
- *Le Sexe de l'homme,* Dr Ronald Virag, Livre de poche, 2001.
- *Touche pas à mon sexe,* Gérard Zwang, Jean-Claude Gawsewitch, 2012.
- *Le guide pratique des compléments alimentaires,* Brigitte Karleskind, Thierry Souccar, 2013.

클로드 달 박사의 저서

- *Jeune à 50 ans,* Thierry Souccar, 2009.
- *Le guide pratique de la médecine anti-âge,* Thierry Souccar, 2007.
- *La nutrigénétique,* avec Valérie Lamour, Romart, 2012.
- *Maigrir à la cinquantaine,* avec Valérie Lamour, Alpen, 2012.
- *Graisse et adipocytes,* des amis qui vous veulent du mal, Margerides, 2011.

클로드 쇼샤르 박사의 저서

- *D'homme à homme, comment garder la jeunesse après 40 ans,* Michel Lafon, 1995.
- *30 jours : 10 ans de moins sans chirurgie,* Michel Lafon, 2004.
- *Cellulite, guide pratique,* Maloine, 1978.
- *Toute la vérité en esthétique,* avec Maria Galland, Buchet-Chastel, 1980.
- *Vivez mieux plus longtemps, la méthode ⟪capital vie⟫,* Encre, 1986.
- *La cellulite, un cauchemar oublié,* Encre, 1991.
- *Changez de ventre, changez de look,* Encre, 1990.
- *Retraité? Moi, jamais!* Filipacchi, 1991.

- *Vivez mieux, plus longtemps*, Encre, 1990.
- *Au-delà du Viagra*, Les Presses du Management, 1998.
- *Maigrir vite pour maigrir mieux*, Michel Lafon, 2000.
- *Ces nouveaux médicaments qui vont changer notre vie*, Michel Lafon, 2001.
- *N'attendez pas de devenir vieux pour avoir envie de rester jeune*, Michel Lafon, 2003.
- *La Bouche ou la Vie*, Michel Lafon, 2009.
- *Maigrir vite définitivement et avec plaisir*, Éditions du Signe, 2010.
- *Maigrir avec la chrono-géno-nutrition*, Michel Lafon, 2012.

과학 기사

- De ToniL, Selice R, Garolla A, Di Mambro A.J Increased osteocalcin-positive endothélial progenitor cells in hypogonadal male patients. Endocrinol Invest. 2010 Jul-Aug : 33(7) : 439-42.
- Finkle WD, Greenland S, Ridgeway GK, Adams JL, Frasco MA, Cook MB, Fraumeni JF Jr, Hoover RN Increased risk of non-fatal myocardial infarction following testosterone therapy prescription in men. PLoS One. 2014 Jan 29;9(1).
- Eassa BI, El-Shazly MA. Safety and efficacy of tramadol hydrochloride on treatment of premature ejaculation. Asian J Androl. 2013 Jan ; 15 (1) : 138-42. doi : 10.1038/aja.2012.96. Epub 2012 Oct 29.
- Legros JJ Review Inhibitory effect of oxytocin on corticotrope function in humans : are vasopressin and oxytocin ying-yang neurohormones? *Psychoneuroendocrinology*. 2001 Oct ; 26 (7) : 649-55.
- Xin ZC, Zhu YC, Yuan YM, Cui WS, Jin Z, Li WR, Liu T. Current therapeutic strategies for premature ejaculation and future perspectives. Asian J Androl. 2011 Jul ; 13 (4) : 550-7. doi : 10.1038/aja.2010.130. Epub 2011 May 2.

남자의 인생은 갱년기에 뒤바뀐다

2020년 5월 7일 초판 1쇄 | 2020년 6월 16일 3쇄 발행

지은이 · 클로드 쇼샤르, 클로드 달 | 옮긴이 · 양진성
펴낸이 · 정법안 | 경영고문 · 박시형

책임편집 · 추윤영 | 디자인 · 정아연
마케팅 · 양근모, 권금숙, 양봉호, 임지윤, 조히라, 유미정
경영지원 · 김현우, 문경국 | 해외기획 · 우정민, 배혜림 | 디지털콘텐츠 · 김명래
펴낸곳 · 마음서재 | 출판신고 · 2006년 9월 25일 제406-2006-000210호
주소 · 서울시 마포구 월드컵북로 396 누리꿈스퀘어 비즈니스타워 18층
전화 · 02-6712-9800 | 팩스 · 02-6712-9810 | 이메일 · info@smpk.kr

ⓒ 클로드 쇼샤르, 클로드 달(저작권자와 맺은 특약에 따라 검인을 생략합니다)
ISBN 979-11-6534-101-5 (03510)

• 이 책은 저작권법에 따라 보호받는 저작물이므로 무단전재와 무단복제를 금지하며, 이 책 내용의
  전부 또는 일부를 이용하려면 반드시 저작권자와 (주)쌤앤파커스의 서면동의를 받아야 합니다.
• 이 책의 국립중앙도서관 출판시도서목록은 서지정보유통지원시스템 홈페이지(http://seoji.nl.go.kr)와
  국가자료공동목록시스템(http://www.nl.go.kr/kolisnet)에서 이용하실 수 있습니다.
  (CIP제어번호: CIP2020014936)
• 잘못된 책은 구입하신 서점에서 바꿔드립니다.   • 책값은 뒤표지에 있습니다.
• 마음서재는 (주)쌤앤파커스의 브랜드입니다.

쌤앤파커스(Sam&Parkers)는 독자 여러분의 책에 관한 아이디어와 원고 투고를 설레는 마음으로 기다리고
있습니다. 책으로 엮기를 원하는 아이디어가 있으신 분은 이메일 book@smpk.kr로 간단한 개요와 취지,
연락처 등을 보내주세요. 머뭇거리지 말고 문을 두드리세요. 길이 열립니다.